Kornelius Roth
Wenn Sex süchtig macht

Kornelius Roth

Wenn Sex süchtig macht

Einem Phänomen auf der Spur

Ch. Links Verlag, Berlin

Die Deutsche Bibliothek verzeichnet diese Publikation
in der Deutschen Nationalbibliographie;
detaillierte bibliographische Daten sind im Internet über
http://dnb.ddb.de abrufbar.

1. Auflage, April 2004

Schönhauser Allee 36, 10435 Berlin, Tel.: (030) 44 02 32-0
www.linksverlag.de; mail@linksverlag.de

Lektorat: Heike Olbrich, Andernach
Umschlaggestaltung: KahaneDesign, Berlin, unter Verwendung
eines Fotos von André Kahane und Boris Geilert/GAFF
Satz: Ch. Links Verlag, Berlin
Druck und Bindung: Friedrich Pustet, Regensburg

ISBN 3-86153-321-9

Inhalt

Vorwort des Autors

Je mehr Sex, desto besser – mit dieser Vorstellung werden wir täglich durch Medien, Werbung und Sexindustrie konfrontiert. In unserer Gesellschaft gilt eher derjenige als behandlungsbedürftig, der wenig Sex hat. Eine Folge: Sexsucht wird höchstens als »zuviel des Guten« angesehen und das Problem dadurch verkannt. In Wirklichkeit ist sie eine ernsthafte Suchterkrankung, von der allein in Deutschland schätzungsweise eine halbe Million Menschen betroffen sind. Sie ist die häufigste Störung der Impulskontrolle bei Männern. Die Dunkelziffer ist hoch, Sexsucht ist ein Tabu-Thema: Betroffene sprechen nicht über ihre »peinliche« Sucht, von Außenstehenden wird sie belächelt. Das Leiden der Sexsüchtigen und ihrer Angehörigen bleibt außen vor.

Seit zwanzig Jahren bin ich als Psychiater, Psychosomatiker und Psychotherapeut in der Behandlung sexsüchtiger Klienten tätig und konnte feststellen, dass das Thema Sexsucht zunehmend an Aktualität gewinnt. Dies zeigt auch ein inzwischen deutschlandweit geknüpftes Netz von Selbsthilfegruppen Sexsüchtiger. Die Verbreitung des Internets bzw. das dort überall und jederzeit zur Verfügung stehende, leicht zugängliche pornographische Material, die erotischen Online-Chats usw. haben allerdings zu einer weiteren Zuspitzung geführt: In meiner psychotherapeutischen Praxis häufen sich die Fälle, in denen Partnerschaften zu zerbrechen drohen, weil ein Partner in den Sog des Cybersex geraten ist und ein sexuell ausuferndes Online-Verhalten zeigt.

Das Sexsuchtthema, wie Fachleute es heute verstehen, wurde in Deutschland in der Klinik Bad Herrenalb zum ersten Mal aufgegriffen. Ich freue mich deshalb besonders, dass Walther H. Lechler, der Begründer der Klinik und frühere Chefarzt, bereit war, ein Vorwort zu diesem Buch zu schreiben. Er ist ein Pionier in der Behandlung von Mehrfachsüchtigkeit und hat mit dem »Bad Herrenalber Modell« ein richtungsweisendes Therapiekonzept geschaffen, das auch der Behandlung von Sexsucht fruchtbare Impulse gegeben hat.

Die in diesem Buch niedergeschriebenen Geschichten entstammen größtenteils Interviews mit Betroffenen, die bereit waren, an diesem Buchprojekt mitzuwirken, die Zitate sind weitgehend wörtliche Wiedergaben. Aus Respekt vor den Betroffenen und ihren Familien wurden manche Details verändert, um ausreichend Anonymität zu gewährleisten. Auch die beiden prosaähnlichen Geschichten basieren auf authentischen Fällen; ich habe lediglich den Sachverhalt verdichtet und pointiert.

Ich möchte all meinen Gesprächspartnern für ihre Mitarbeit und ihr Vertrauen herzlich danken: Durch ihre Ehrlichkeit und Offenheit haben sie eine Innensicht der Problematik geschildert, die persönliche Anteilnahme erlaubt, und das Buch dadurch lebendig gemacht. Ihre Geschichten zeigen, dass es trotz schwieriger Ausgangsbedingungen einen Ausweg gibt und die Möglichkeit, couragiert mit der eigenen Süchtigkeit umzugehen.

Bad Herrenalb, im Februar 2004 Kornelius Roth

Vorwort von Walther H. Lechler

Kornelius Roth legt hier als erster deutschsprachiger Autor ein Buch über Sexsucht vor. Es ist entstanden unter Mitwirkung von Betroffenen, die sich selbst als sexsüchtig bezeichnen und in einem Genesungsprozess ihrer Sucht stehen. In besonderer Weise stellt es die Entstehungsweise, mögliche Ursachen und die Behandlung in den Mittelpunkt der Betrachtung. Dabei wird auch dem sexuellen Trauma die ihm zukommende Bedeutung eingeräumt. Der Grundstein jeder Suchtbehandlung – die Abstinenz – stellt als Therapeutikum auf sexuellem Gebiet ein Novum dar. Obwohl das süchtige Element in der Sexualität schon lange bekannt ist, wurde der jetzigen Betrachtungsweise in der Fachwelt bislang nicht der angemessene Platz eingeräumt. Hier ist ein Buch entstanden, das für Interessierte, Betroffene und deren Angehörige sowie Fachleute gleichermaßen interessant und wichtig ist.

In den USA hat dieses Problem bereits stärkere Ausmaße angenommen. Dementsprechend gibt es mehrere Kliniken, die sich auf die Behandlung von Sexsucht spezialisiert haben; das Phänomen wird erforscht und an einer wissenschaftlichen Fundierung wird gearbeitet. Dies ist unter anderem mit dem Ziel verbunden, Sexsucht als eigenständige Krankheit in die medizinisch-diagnostischen Manuale aufzunehmen.

Man kann sich fragen, ob Sucht mit ihren vielen Facetten und Formen nicht allgemein und überall verbreitet ist: Sind wir nicht vielleicht alle süchtig oder im übertragenen Sinne »Alkoholiker«? Ist Sucht nicht lediglich ein Ausdruck, eine Metapher unseres Mangels und unseres allgemeinen Unwohl-Seins? Wir werden in diese Welt hineingeboren, auf diese Welt geworfen und sind eingeladen, hier heimisch zu werden. Aber sind wir überhaupt in der Lage, die Realität anzunehmen, wie sie ist und nicht, wie wir sie uns wünschen oder vorstellen? Sind wir nicht alle in einem Zustand von Trunkenheit, ja Besoffenheit, der bis zur Selbstvernichtung gehen kann? Sucht leitet sich aus dem alt- und mittelhochdeutschen »suht« ab und bedeutet Krankheit. Diese ursprüngliche Bedeutung finden wir heute noch in dem früher gebräuchlichen Wort »siech« (engl. sick). Der Ausdruck »suchtkrank« ist deshalb eigentlich ein Pleonasmus: krank-krank.

Auch die Sexsucht ist lediglich eine Ausdrucksform unseres Süchtigseins. Dabei ist sie wie alle anderen Süchte nicht nur Krankheit, sondern im ganzheitlichen Sinne ein Krank-Sein. Sowohl im englischen Wort für Krankheit, »disease«, als auch im französischen »malaise« tritt diese Bedeutung hervor. Sie bezeichnet ein Grundbefinden in uns selbst, das von Un-Behagen und Un-Wohlsein, nämlich »dis-ease« und »mal-aise« gezeichnet ist. Es ist ein Zustand von Unsicherheit in dieser Welt: Oft wissen wir einfach nicht, wie wir in ihr klarkommen sollen. Diese Grundstimmung, die dem Menschen »dis-ease« oder »malaise« bereitet, gräbt sich auch in den Körper ein und löst Krankheiten aus, wie wir sie aus der Psychosomatik kennen.

Das englische Wort für Sucht, »addiction«, kommt aus dem Lateinischen (addicere) und bedeutet »jemandem etwas zusprechen«. Dieses Verbum wurde nur im Zusammenhang mit dem Sklavenverkauf verwendet: Es wird einem ein Sklave zugesprochen oder man schafft sich Sklaven an, die das tun, wozu man eigentlich selbst aufgerufen ist. Je mehr Sklaven man hat, umso unfähiger wird man, das, was von einem gefordert wird, selbst zu tun. Nicht der Süchtige wird demnach Sklave einer Droge, sondern umgekehrt: Der Süchtige heuert stellvertretend für sich Sklaven an, da er selbst sich dem Leben nicht stellen mag. Sucht wird so zu einem Synonym von Lebenslüge, Selbstbetrug und Selbsttäuschung.

Jede Form des süchtigen Verhaltens dient dazu, wenn auch nur für kurze Momente, das Gefühl zu erleben, angekommen und daheim zu sein, in Harmonie und Sicherheit zu leben. Es ist letztlich das, was wir alle suchen: Geborgenheit, einen Ort, an dem wir beschützt sind. Und weil wir nicht in der Lage sind, diesen Zustand aus uns selbst heraus zu schaffen, wählen wir aus lauter Verzweiflung die Sucht. Sie gibt, und sei es manchmal nur für Sekunden, das Gefühl: Ich bin angekommen, so wie jetzt möchte ich mich immer fühlen, so will ich immer sein, das habe ich schon lange ersehnt! Es ist die Erfüllung einer ungeheuren Sehnsucht. Darin sehe ich den Grund für die Sucht und das süchtige Verhalten.

Und dann kommt irgendwann der Einbruch, die Ent-Täuschung, das große Unglück, das uns aufweckt und uns unsere Selbsttäuschung zeigt. Der Zusammenbruch, die Krise, ist oft die Wende und die Chance zum Neubeginn. Wir wachen auf und sehen, was wir wirklich brauchen. Über einen langen Genesungsweg wird das Leben eine neue Fülle bekommen und sich auf das Wesentliche vereinfachen. Denn eigentlich, so werden wir feststellen, haben wir ja bereits alles in uns. Angelus Silesius, der schlesische Arzt und Mystiker, formulierte es so: »Mensch, was rennst du für und für, alles was du suchst, ist schon in dir.«

1954 lernte ich als Bataillionsarzt in der amerikanischen Armee die in Deutschland und in Europa damals noch unbekannten Alcoholics Anonymous (AA) kennen und nahm vier Jahre an ihren Treffen teil. Anhand der dort erzählten Berichte bekam ich Einblicke in dramatische Lebensgeschichten von Sucht, Abhängigkeit und von der totalen Wandlung, die innerhalb einzelner Menschen im Laufe der Zeit erfolgte. Sie erzählten ihre Geschichten, damit andere sich identifizieren konnten, wussten, dass sie nicht allein sind und angesteckt wurden, selbst in einen Prozess der Wandlung einzutreten. In mir war damals die Sehnsucht nach etwas anderem sehr lebendig und wach, nach all dem Grauenhaften, das ich im Krieg als Soldat erleben musste. Ohne selbst Alkoholiker zu sein, hat man mich vom ersten Meeting an – und das war das Entscheidende –, einfach so angenommen, wie ich war. Man hat nichts von mir verlangt, keine besondere Einstellung, kein Glaubensbekenntnis. Was ich damals bei den Anonymen Alkoholikern erfahren habe, habe ich später in vielfältiger Form auf meine Art und Weise in mein ärztliches Handeln eingebracht. Obwohl sich der Begriff Selbsthilfegruppe eingebürgert hat, sollte man in Anlehnung an Ernest Kurtz und Katherine Ketcham lieber von Gruppen sprechen, in denen man sich gegenseitig Hilfestellung bietet (mutual-aid groups). Ich bin versucht, an das Grundparadigma des Begründers der Homöopathie Samuel Hahnemann zu denken: »Similia similibus curentur«, also »Ähnliches möge durch Ähnliches geheilt werden«.

Als sich vor ungefähr zwanzig Jahren die anonymen Gruppen zum Thema Sexsucht in Deutschland gründeten, habe ich den Begründer der Sexaholics Anonymous, Roy K., als Referenten zu uns in die Klinik eingeladen. In den USA hatte ich später

Gelegenheit, einige Meetings von Sexsüchtigen zu besuchen, die auch für Nichtbetroffene offen waren. Bei den sexuellen Abstinenzregeln mancher Gruppen fiel mir allerdings auf, dass beispielsweise Unverheiratete überhaupt keine sexuellen Beziehungen vor der Eheschließung eingehen sollten. Da fragte ich mich schon, ob nicht vielleicht bestimmte religiöse Vorstellungen und Erfahrungen hineinspielten, die da eigentlich nicht hingehörten.

Auch wenn viel über Sexualität geredet wird, gibt es in unserer Kultur – außer vielleicht im therapeutischen Zweiergespräch – kaum eine Möglichkeit, quälende Fragen dazu zu stellen. Die so genannte sexuelle Revolution hat auch nicht die erhoffte Befreiung gebracht. Nach wie vor ist Sexualität vielfältigen Störungen unterworfen. In der Klinik boten wir deshalb schon früh Gruppen zu Fragen der Sexualität und Sensualität an. Es war eine Möglichkeit für die Teilnehmer, offen über ihre eigenen sexuellen Erfahrungen und Hindernisse zu sprechen. Sie sollten Abhilfe schaffen gegen das Schweigen, die Teilnehmer sollten Verständnis und Gehör finden. Zudem leiden wir an einer Überbetonung des Sexuellen. Sexualität ist so etwas wie die Sahne auf dem Kuchen. Der weitaus größere Bereich ist jedoch die Sensualität. Wir haben den unendlichen Reichtum an möglichen sinnlichen Erfahrungen überhaupt noch nicht erschlossen und uns noch nicht bewusst gemacht, welch starke Sinnlichkeit uns als Geschenk gegeben ist. Besondere Erlebnisse wie Einladungen oder Reisen, aber auch alltägliche Dinge wie Essen, Trinken, Gespräche oder Berührungen, nehmen unsere fünf Sinne intensiv in Anspruch. Wir haben viel mehr Freuden am Tag, als uns bewusst ist.

In den Selbsthilfegruppen spielt auch die Spiritualität eine Rolle. Anfangs hat mich das Thema ziemlich abgestoßen. Da ist bei mir alles hochgekommen, was ich aufgrund meiner protestantischen Erziehung nicht verdaut hatte. Aber diese Kraft, der die Menschen dort auf die Spur gekommen sind, ist so allgemein, dass sie auf der ganzen Welt gültig ist – ganz gleich, welche Religion dort ansonsten herrscht. Beim dritten Geburtstag der Anonymen Alkoholiker in Moskau erlebte ich, wie junge Leute, die nach der langjährigen kommunistischen Erziehung nichts mehr von Gott wissen konnten, diese Quelle entdeckt haben. Und es war vollkommen egal, wie sie es nannten. Sie wussten nur, dass sie etwas angezapft oder geschenkt bekommen hatten, durch das sie abstinent wurden, das sie verwandelte und das ihnen eine neue Sicht gab – wie es der Jesuitenpater Ed Dowling gegenüber C. Chuck, einem Anonymen Alkoholiker ausdrückte: »Manchmal muss ich direkt glauben, dass der Himmel nichts anderes ist als eine neue Brille.«[1] Die Selbsthilfegruppen sind inzwischen in über 150 Ländern verbreitet. Und es spielt überhaupt keine Rolle, woher die Leute kommen, in welchem Land sie leben, welcher sozialen Schicht sie zugehören und welche Sprache sie sprechen.

C. G. Jung schrieb im Januar 1961, wenige Monate vor seinem Tod, an Bill W., einen der Mitbegründer der Anonymen Alkoholiker, über den Patienten Rowland H., einen hoffnungslosen Trinker: »Sein gewaltiger Drang, diese Sehnsucht nach Alkohol, war auf einer niedrigen Stufe unseres Seins nur das Äquivalent unseres spirituellen Durstes nach Ganzheit, und in der Sprache des Mittelalters: nach der Vereinung mit Gott.«[2] Ich möchte mich ganz fühlen und ganz werden – das ist es, was eigentlich hinter jeder Sucht steckt.

Glarus/Schweiz, im Dezember 2003 Walther H. Lechler

Sex als Sucht

»Denn alle Lust will Ewigkeit.«
Friedrich Nietzsche

Gesellschaftliche Rahmenbedingungen

Der Konsum stimmungs- und bewusstseinsverändernder Substanzen ist Teil der menschlichen Kultur. Auch die Sucht, eine der Folgen, ist überall verbreitet. Jede Gesellschaft unterliegt zu verschiedenen Zeiten unterschiedlichen süchtigen Gewohnheiten. Biologische, gesellschaftliche und persönliche Faktoren bilden den Boden, auf dem sich Suchtverhalten entwickeln kann. Während beispielsweise vor der Entdeckung Amerikas das Rauchen in der alten Welt gänzlich unbekannt war, raucht heute weltweit circa ein Drittel aller über 15-Jährigen.

Suchtgesellschaft

Fast alle Industrienationen westlicher Prägung weisen ein ähnliches Suchtmuster auf wie Deutschland, wobei Alkohol, Nikotin, Medikamente und Drogen eine große Rolle spielen. Diese Suchtstoffe haben vielschichtige Auswirkungen auf Menschen und können bis zum Tod führen: In Deutschland sterben jährlich circa 42 000 Menschen an den Folgen des Alkoholkonsums und circa 110 000 an den Folgen des Rauchens. Allein diese zwei Suchtstoffe sind für über ein Viertel aller Todesfälle in Deutschland verantwortlich. Betrachtet man die Zahlen, kann man getrost von einer Suchtgesellschaft sprechen. Und wie groß ist der psychologische Schaden, den die Sucht beim Süchtigen und in seinem Umfeld anrichtet? Wie destruktiv können die Auswirkungen auf Partnerschaft, Kinder oder Leistungsfähigkeit am Arbeitsplatz sein? Warum hält ein süchtiger Mensch trotz der vielen negativen Konsequenzen an seiner Sucht fest bzw. wird von ihr festgehalten?

Alles, was Menschen Genuss bereitet, kann sie auch süchtig machen. Neben den stoffgebundenen Süchten (Abhängigkeit von Alkohol, Nikotin, Drogen und Medikamenten) gibt es auch stoffungebundene Süchte (Spielsucht, Esssucht, Arbeitssucht, Kaufsucht und Sexsucht).[3] Hier wird die süchtige Entwicklung nicht durch einen Suchtstoff, sondern durch eine stimmungsändernde Erfahrung hervorgerufen, von der mit der Zeit eine zunehmende Abhängigkeit entsteht.[4] Sie kann eine Störung der Impulskontrolle mit zunehmendem Konsum bei nachlassender Befriedigung verursachen. Dazu gesellen sich Kontrollverlust, Entzugssymptome und Folgestörungen (zum Beispiel Übergewicht bei der Esssucht oder Schulden bei der Spielsucht). Bei stoffgebundenen und -ungebundenen Süchten werden im Rausch Gefühle von Mut, Zuversicht, Lebensfreude, Größe und Selbstwert erlebt, die vorübergehend eine Illusion von Ganzheit und Heilsein erzeugen. Dadurch wird ein Defizit im Süchtigen ausgeglichen; er kann Gefühle entwickeln, die er ohne »Droge« nicht mehr oder nur sehr schwach hat.

Sexsucht

Noch vor wenigen Jahren verschwiegen Sexsüchtige ihr Problem bzw. erkannten es nicht. Seit einiger Zeit ist das Verständnis dafür gewachsen. Betroffene haben angefangen, ihre Sucht zu erkennen, darüber zu berichten, und haben auch ermutigende Erfolge bei der Bewältigung aufzuweisen. Das süchtige Element in der Sexualität ist lange bekannt und wurde auch von vielen deutschsprachigen Autoren beschrieben. In einem Lehrbuch für Mediziner und Psychiater schreibt Rainer Tölle: »Gefährdet ist die Sexualität und zwar nicht nur in der devianten Form.«[5] Bereits 1924 beschrieben Richard von Krafft-Ebing und Albert Moll als eine der ersten die, wie sie es nannten, »sexuelle Hyperästhesie«.[6] Paul Matussek,[7] ebenfalls ein bekannter deutscher Psychiater, betrachtete das Thema unter tiefenpsychologischen Aspekten und sprach von süchtiger Sexualität sowie sexueller Haltlosigkeit, wobei er Onaniesucht und Nymphomanie bei

Frauen von Don-Juanismus und Satyriasis beim Mann unterschied. Die Selbsthilfegruppen der Anonymen Sexaholiker im deutschsprachigen Raum benannten 1983 im *Weißen Buch* ihr Problem als Sexsucht. Dieser Begriff ist inzwischen geläufig.

Zahlen

Die genaue Zahl der Sexsüchtigen ist nicht bekannt, denn reale Zahlen sind bei der Art des Problems kaum zu erheben: Zu groß sind Unwissen, Verleugnungstendenz oder Schuldgefühle. Für die Sexsucht existiert auch keine eigene Diagnoseziffer in den internationalen Klassifikationssystemen von Krankheiten, sodass aus Krankenstatistiken keine Erhebungen gemacht werden können. Abgesehen davon ist die Schamschwelle für Männer und Frauen hoch, sich mit dem Problem nach außen zu wenden und professionelle Hilfe zu suchen, was die Dunkelziffer noch erhöht. Schätzungen bewegen sich zwischen 0,5 Prozent und 5 Prozent der Bevölkerung. In den USA geht man von 6 Prozent Betroffener aus.[8] Nach eigenen Schätzungen gibt es etwa eine halbe Million behandlungsbedürftiger Sexsüchtiger in Deutschland. Im Bereich der Internetsexsucht, der so genannten »Cybersexsucht« – einer neuen Spielart des sexsüchtigen Verhaltens – liegen die Zahlen noch höher: In einer amerikanischen Studie wurden knapp 10 000 Internetbenutzer nach ihren Surfgewohnheiten befragt. Dabei wurden 8,5 Prozent als sexsüchtig eingestuft, da sie mehr als elf Stunden pro Woche mit pornographischem Material im Internet verbrachten. Zwanzig Prozent der Betroffenen waren Frauen.[9]

Sucht kann nur dann entstehen, wenn die entsprechenden Suchtmittel zur Verfügung stehen. Und noch nie gab es eine derartige Fülle von Material, das die Schlüsselreize hat, um sexuelles Begehren auszulösen, und das zudem so leicht zugänglich ist. Für süchtige Sexualität ist es heutzutage leicht, überall ausreichend Nahrung zu finden.

Sex sells

Westliche Industriegesellschaften zeigen einen außerordentlich hohen Sexualisierungsgrad der meisten Lebensbereiche, der manchmal geradezu Fetischcharakter annimmt. Sex ist ein moderner Begleiter der Konsumgesellschaft. Er ist in vielfältigster Weise in die Gesellschaftsökonomie eingebunden. Der Sexualtrieb des Menschen ist künstlich abrufbar, manipulierbar und wirkt sich Umsatz steigernd für ein Produkt aus. »Sex sells« ist eine Erfahrungstatsache, die sich auch in der Werbung niederschlägt: Kaum ein Produkt, das nicht sexualisiert dargestellt und verkauft wird. Die Suggestionen dabei werden immer direkter und aggressiver. Selbst bekannte Pornodarstellerinnen werben dürftig bekleidet für Alltagsprodukte.

Sexindustrie

Die Sexualität selbst ist ein Konsumartikel geworden. Sie ist eine Ware, die überall zur Verfügung steht. Die Menge an Sexangeboten und sexuellen Dienstleistungen war noch nie so groß und so leicht und anonym erreichbar wie heute.[10] Die Sexindustrie, die Sex und Pornographie verkauft, ist ein wichtiger Wirtschaftsfaktor. Weltweit werden inzwischen acht verschiedene Erotikaktien an der Börse gehandelt. Die seit 1998 börsennotierte Beate-Uhse-AG, das größte Sexversandunternehmen der Welt, versendet jedes Jahr rund 25 Millionen Kataloge, vor allem in deutschsprachige Länder. Allein im Handelsbereich machte die Firma im Jahr 2002 einen Umsatz von 200 Millionen Euro.[11]

Wandel der sexuellen Normen

Seit Jahrhunderten weitgehend unverändert besteht – vor allem unter dem Einfluss der Kirchen – gleichzeitig eine gegenläufige Tendenz: Sexualität wird tabuisiert und eingegrenzt, Keuschheit gilt als höchstes Gut, sexuelle Bedürfnisse sind tendenziell »niedrig« oder schlecht und sollen primär der Fortpflanzung dienen. Onanie, Sexualität vor und außerhalb einer Ehe oder

Homosexualität beispielsweise gelten als moralisch verwerflich und als Sünde. Diese Einstellungen werden nicht nur im Rahmen der religiösen Erziehung weitergegeben, sondern sie bestehen auch in vielen Familien, in denen religiöse Überzeugungen sonst kaum eine Rolle spielen. Das gesellschaftliche Spannungsfeld, in dem sich die Einstellung zur Sexualität entwickelt, ist zwischen zwei Polen ausgerichtet: Auf der einen Seite ist Sex für jedermann jederzeit verfügbar, auf der anderen Seite hat er nur in einer fortpflanzungswilligen, ehelichen Gemeinschaft einen Platz.

Im Laufe des kulturellen Wandels ist eine Änderung der Sexualmoral eingetreten, die der Sexualwissenschaftler Volkmar Sigusch eine »neosexuelle Revolution« nennt.[12] Nach der so genannten sexuellen Revolution in den 60er-Jahren, die mit einer Überschätzung der befreienden Wirkung von Sexualität einherging, werde die Sexualität heute eher wie eine »allgemeine Selbstverständlichkeit wie Egoismus oder Mobilität« gesehen.[13] So hat sich beispielsweise die Zahl der Kontaktanzeigen, in denen der Wunsch nach rein sexuellen Kontakten geäußert wird, in den Jahren von 1987 bis 1994 verdoppelt.[14]

Zur Befreiung von repressiven Sexualnormen ist die Pflicht zur sexuellen Erfüllung getreten. Jean Claude Guillebaud nennt es »die Tyrannei der Lust«.[15] Die Folgen: Frauen finden sich oft nicht attraktiv genug, Männer haben Angst, beim Sex zu versagen. Medial transportierte Schönheitsideale oder »Aufklärung« über das Sexualverhalten der anderen erzeugen starke normative Vorstellungen von Körperästhetik oder von Art, Häufigkeit und Dauer sexueller Handlungen. Beides verursacht einen Leistungsdruck, und wenn die »Leistung« nicht erreicht wird, auch Leidensdruck. Aber uns kann geholfen werden: Frauen erhöhen künstlich ihre sexuelle Attraktivität durch Schönheitsoperationen. Die sexuelle »performance« des Mannes wird, so die Werbung, durch das Verwenden eines gleichnamigen Kondoms, das ein Betäubungsmittel enthält, verlängert. In den USA gibt es bereits viele Männer, die über künstliche Implantate eine operative Penisvergrößerung haben vornehmen lassen. Und wir werden dabei auch immer aggressiver gegen uns selbst. Das Arzneimittel Viagra wird allein in Deutschland von circa 700 000 Männern eingenommen.[16] Es wird zur Behandlung von

Erektionsstörungen eingesetzt – ein Leiden, an dem noch niemand gestorben ist. Und dabei hat dieses Mittel weltweit nachweislich mehr als 1000 schwere Nebenwirkungen mit Todesfolge hervorgerufen, ohne dass bisher in irgendeinem Land ein Widerruf der Zulassung beantragt wurde.[17]

Das Modediktat und ein medial gefordertes Körperbild begünstigen bei vielen Menschen eine Ablehnung des eigenen Körpers, die in manchen Fällen bis zum Hass geht. Noch vor zwanzig Jahren empfanden Frauen in den meisten europäischen Ländern ihre Bein- oder Achselbehaarung als natürlich, heute gilt sie als hässlich und unweiblich. Bereits geringe Schönheitsabweichungen vom Normativen wie Pickel, Herpes oder Cellulitis verursachen unangemessene Selbstwertprobleme. Kleine, Dicke und »Hässliche« haben ausgeprägte Minderwertigkeits- und Schamgefühle wegen ihres Körpers und fürchten die Ablehnung der anderen. In unserer Gesellschaft verbindet sich Sexualität mit körperlicher Attraktivität, statt mit unserer Sehnsucht, unserer Passion, unserem Mut und unserer Fähigkeit zur Liebe.[18] Wir haben gelernt, unseren Körper als Objekt zu sehen und trennen entsprechend unsere sexuellen Gefühle von unserer Seele.

Zugleich hat durch sichere Verhütungsmittel eine zunehmende Entkoppelung von Sexualität und Fortpflanzung eingesetzt.[19] Die Geschlechtsreifung setzt ernährungsbedingt bei Jugendlichen deutlich früher ein. Auch das Alter des ersten Geschlechtsverkehrs ist vergleichsweise deutlich vorverlegt.[20] In der gleichen Zeit hat sich die Onanie zu einer eigenständigen Sexform entwickelt. Sie ist befreit vom Makel der Ersatzbefriedigung und wird ohne schlechtes Gewissen neben und parallel zur partnerschaftlichen Sexualität praktiziert.[21] Bei einer Untersuchung von männlichen Studenten stellte man fest, dass sich die erste Onanieerfahrung mit durchschnittlich 14 Jahren um ein Jahr vorverlegt hat.[22]

Im Sommer 2002 zeigte das Schweizer Fernsehen zur besten Sendezeit in der Gesundheitssendung *PULS* Frauen in Großaufnahmen, die vor der Kamera mit Vibratoren onanierten. Rund 650 000 Zuschauer – 250 000 mehr als üblich – saßen vor den Fernsehapparaten. 90 Prozent der Zuschauer bilanzierten diese Sendung positiv: »Der Anblick eines Dildos kann doch heute niemanden mehr schockieren.«[23] Onanie ist zu einem Lifestyle-

Produkt geworden: Sich selbst zu befriedigen ist in. Früher wurde vor den Folgen der »Selbstschändung« und »Selbstbefleckung« gewarnt, heute dagegen wird die Masturbation zur Entspannung bei Stress, Kopf- und Menstruationsbeschwerden angeraten oder gehört schlicht zum Genuss: »Erotik ist der Lifestyle des neuen Jahrtausends. Dazu gehört auch die Autoerotik.«[24] Der Geschäftsführer eines Sexartikel-Onlinehandels berichtet von steigenden Verkaufszahlen bei Selbstbefriedigungshilfen. Es wird geschätzt, dass statistisch in jedem Schweizer Haushalt rund 1,5 Vibratoren stehen.

Parallel dazu verändert sich die traditionelle Familienkultur mit ihren geschlechtsspezifischen Zuweisungen. Die zunehmende Berufstätigkeit der Frauen und die stärkere Teilhabe der Väter an familiären Angelegenheiten führen zu einer Aufweichung und Umformung traditionell zugewiesener Geschlechterrollen. Dabei kommt es gleichzeitig zu neuen partnerschaftlichen und kompensatorischen familiären Bindungsformen, die insgesamt aber mit einer zunehmenden Vereinzelung einhergehen.[25]

Sex und Medien

Medien haben in unserer Gesellschaft einen hohen Stellenwert. Im besten Fall bilden, unterhalten und informieren sie. Die Kehrseite: Sie füllen die unstrukturierte Zeit des Tages und verführen über externe Stimulierung zur Passivität oder gar zu einer Flucht aus dem Alltag. Medien können das Eigenerleben verdrängen, verändern und ersetzen und zu einer psychischen Prothese werden.[26] Starker Medienkonsum schränkt die (zeitliche) Möglichkeit und die Fähigkeit zu Kontakten und Austausch in der realen Welt ein.

Medien informieren über Sexualität, klären auf und tragen dadurch wesentlich zu ihrer Enttabuisierung bei. Aber während früher über Empfängnisverhütung, Geschlechtsverkehr und Geburt berichtet wurde, werden gegenwärtig vor allem so genannte »Perversitäten« öffentlichkeitswirksam dargestellt: »Die großen, alten Perversionen werden so diskursiv aufgelöst und als normalisierte Lüste neu installiert.«[27] Dabei banalisieren sich in den Massenmedien »die Erkenntnisse der psychologischen Wissenschaften so lange, bis sie sich in Allerweltsgeschwätz aufgelöst haben«.[28] Der große Stellenwert von und die Überbeschäftigung mit Sex in den Medien deutet möglicherweise an, wie wenig selbstverständlich und vertraut die Sexualität eigentlich ist.

Das Eindringen des Virtuellen in unser Erleben wird über die jüngsten Medien, Computer und Internet, besonders gut ermöglicht. Die Vielseitigkeit dieser Medien lässt gerade auch Jugendliche viele Stunden am Tag mit virtuellen Spielen oder mit Surfen verbringen. Die schnelle Bildfolge der Computerspiele findet ihre Entsprechung in den kurzen Bildsequenzen einer beschleunigten Bildschnitttechnik moderner TV-Musiksender, die hohe Anforderungen an die physiologische und innere Umsetzung des Visualisierten stellt. Viele Videoclips sind mit verkaufsfördernder Erotik und sexuellen Andeutungen, mit einer Art »Hintergrund-Pornographie« unterlegt,[29] was beim Zuschauer eine erotische Dauerspannung erzeugen kann. Hinweise auf ein wirkliches Miteinander, Freundschaft und Intimität sucht man darin vergebens. Diese virtuellen Scheinwelten können für manche Menschen vertrauter werden und einen höheren Stellenwert einnehmen als die reale Welt – ein Phänomen, dem man bei der Sexsucht öfter begegnet.

Reaktionen auf das Überangebot

Wissenschaftliche Untersuchungen haben gezeigt, dass – im Gegensatz zur erhöhten Masturbationsrate – die Koitushäufigkeit in den letzten Jahrzehnten trotz zunehmender Sexualisierung der Gesellschaft und Kommerzialisierung von Sexualität leicht rückläufig ist.[30] Wie ist das zu erklären? Menschen scheinen recht unterschiedlich auf das sexuelle Überangebot zu reagieren: Manche ziehen sich eher von der Sexualität zurück, andere scheint es unbeeinflusst zu lassen, während wieder andere in einen Strudel sexueller Begierden geworfen und von einer Sexbesessenheit befallen werden, der sie sich nicht mehr entziehen können.[31] Der englische Soziologe Zygmunt Baumann weist darauf hin, dass die große Mehrheit der Menschen in unserem

Kulturkreis nicht mehr durch Überwachung, Indoktrination oder normative Vorschriften integriert werde, sondern durch Weckung von Bedürfnissen, Verführung und Werbung.[32] Viele werden zu »Erregungssuchern«, die mit einer Gier nach immer neuen und intensiveren Erlebnissen für Verführung empfänglich bleiben.

Wer aber ist so leicht verführbar? Stabile, durchsetzungsfähige Persönlichkeiten, die über ein gesundes Selbstwertgefühl und klare Ich-Grenzen verfügen, die in einem dichten Netz von Freundschaften und Beziehungen leben und die in ihrer Kindheit angemessen in ihrer Entwicklung gefördert wurden, verfügen in der Regel über genügend innere Flexibilität und adaptive Fähigkeiten, den Angeboten und Versuchungen unserer postmodernen Suchtgesellschaft zu widerstehen bzw. sie konstruktiv in das Eigenerleben zu integrieren. Aber wie ist es mit den selbstunsicheren Menschen mit fragilem Selbstbewusstsein, die sich oft einsam und innerlich verloren erleben, und die über wenig Abgrenzungsfähigkeiten verfügen, da sie bereits seit der Kindheit Mangel und Grenzen verletzenden Erfahrungen ausgesetzt waren, denen sie schon früh ein rettendes Phantasiegebäude entgegenstellen mussten? Hier handelt es sich eher um verletzliche und gefährdete Menschen – quasi eine Risikogruppe für die süchtige Entwicklung der Sexualität. Für sie sind der Zuwachs an virtualisierenden Medien, das sexuelle Überangebot mit seiner hohen Verführungskraft und die gleichzeitig wachsende Vereinzelung der Menschen gefährlich. Dies alles bildet einen Nährboden für den Missbrauch des sexuellen Triebes und kann eine Suchtentwicklung begünstigen.

Merkmale

Einsames Ritual

Jetzt war er 13 Jahre alt. Und er hatte noch immer nicht Fuß gefasst, auch in der neuen Schule nicht. In den Pausen schaute er sehnsüchtig zu den Klassenkameraden hinüber. Er fand einfach keinen richtigen Kontakt. Irgendwie war alles so weit weg. Und die schlechten Noten verprellten seine Eltern. Er war einsam – und ein Träumer. Nach dem letzten Klingeln packte er die Sachen zusammen, schnallte den Ranzen auf den Rücken und fand seinen Weg – wie fast an jedem Schultag – in das große Kaufhaus mitten in der Stadt. Dort verbrachte er die Zeit, bis seine Bahn kam, die ihn später nach Hause bringen sollte. Die warme Bodenlüftung am Eingang verschaffte ihm bereits ein erstes Wohlgefühl. Hier gab es keine grauen Schulwände, keine Lehrer, die ihn ermahnten oder Mitschüler, die ihn hänselten. Hier waren die Lichter hell und brachten intensive Farben hervor. Es glitzerte und funkelte überall. Musik drang aus den Lautsprechern, besondere Gerüche hingen in der Luft. Es war vertraut und aufregend. Nachdem er noch eine Weile herumgestreunt war, nahm er seinen Platz ein. Der war direkt neben dem Wühltisch für Socken. Und er wartete. Er wartete auf Mädchen in kurzen Röcken. Eine leichte innere Aufregung machte sich breit. Sein Standort unter der Rolltreppe war günstig gewählt. Er hatte es genau ausgeklügelt: Kurz bevor ein Mädchen die Rolltreppe betrat, schaute er weg und täuschte Interesse für Socken vor, dann zählte er bis 15, hob unauffällig und wie absichtslos den Kopf und versuchte, einen Blick unter den Rock des Mädchens zu erhaschen. Er wusste gar nicht genau, was es am Ende dieser Beine zu sehen geben könnte, aber er spürte deutlich seine Aufregung. Es wühlte ihn auf und erregte ihn. Manchmal zählte er auch nicht und wählte einen anderen Weg: Er wartete, bis ein Mädchen im Minirock die Rolltreppe bestieg, um sich dann unauffällig einige Stufen darunter zu stellen. Es funktionierte nur, wenn sie wegschaute. Auch das hatte er genau ausgeklügelt: Der optimale Blickwinkel wurde bei sechs bis acht Stufen Abstand freigegeben. Während des gemeinsamen Aufstiegs fühlte er eine leichte Betäubung im Kopf. Er schaute auf die Beine über ihm. Alles andere war seinem Blick entzogen. Er war jetzt in einer anderen Welt. Wie in Trance atmete er konzentriert diesen Körper ein. Der Rest war vergessen. Ob sie wohl noch ein Stockwerk höher fahren würde?

Sexsucht ist ein vielgestaltiges Phänomen. Das macht sie für Betroffene und deren Angehörige, aber auch für Ärzte und Psychotherapeuten oft nicht leicht erkennbar. Manche Betroffene gehen Liebesbeziehungen ein, andere suchen überhaupt keinen persönlichen Kontakt. Die sexuelle Erregung wird dabei lediglich über technische Hilfsmittel wie Fernsehen, Computer oder Telefon erzeugt. Oder aber es werden zum Beispiel anonyme oder bezahlte sexuelle Kontakte gesucht. Die Definitionen und diagnostischen Fragestellungen sind selbst unter Fachleuten umstritten (und werden sicherlich weiter in der Diskussion bleiben). Unterschiedliche Begriffe erschweren ebenfalls die richtige Zuordnung: Sexsucht bzw. sexuelle Süchtigkeit, zwanghaftes Sexualverhalten und sexuelle Perversion meinen oft ähnliche Verhaltensweisen. Diese Begriffe sind teilweise unscharf und/oder negativ bewertet. Auch haben sich die Definitionen mit der Zeit verändert: Während früher beispielsweise Homosexualität als Perversion galt, ist sie seit 1994 aus dem Diagnostikmanual der WHO verschwunden.

Heute verstehen Fachleute unter Perversion die fixierte, fast ausschließliche Möglichkeit, durch ausgefallene sexuelle Praktiken wie Sadomasochismus oder Exhibitionismus zur Befriedigung zu gelangen. Süchtiges Erleben wird als ein Bestandteil dieser sexuellen Praktiken angesehen. Aber die Perversion beschreibt lediglich bestimmte (abweichende) sexuelle Betätigungsarten. Das Sexsuchtparadigma hingegen stellt das süchtige Erleben in den Mittelpunkt der Betrachtung – unabhängig davon, ob es sich um »normales« oder »abweichendes« Sexualverhalten handelt. Entsprechend kann eine Sexsucht sowohl bei bestimmten progredienten Verlaufsformen einer Perversion als auch bei häufigem Partnerwechsel, Onaniesucht, zwanghaften Prostituiertenkontakten u.v.a. vorhanden sein. Bei aller Vielgestaltigkeit der Sexsucht scheint es jedoch oftmals gemeinsame Grundmerkmale zu geben, auf denen letztlich die verschiedenen praktizierten Sexualitätsformen aufbauen. Diese Basiskomponenten bestehen aus intensiver Phantasietätigkeit, Onanie und Pornographie. Mit ihnen sind bestimmte Verhaltensweisen, so genannte Rituale, verbunden.

Merkmal Phantasie

Die grundlegende Komponente dieses Grundgerüsts scheint der Gedanken- und Phantasiebereich zu sein. Phantasie ist die Fähigkeit jedes Menschen, spielerisch und kreativ zu denken, sich

Bilder, Wünsche und Ziele auszumalen, Szenen zu entwerfen oder sich ganze Geschichten auszudenken. Die Phantasietätigkeit in Träumen (auch in Tagträumen) begleitet den Menschen ein Leben lang und hilft ihm, seine Realität zu bewältigen. Unsere Fähigkeit, in Bildern zu denken, hält die Erinnerungen in uns lebendig – die schönen, aber auch die schlimmen. Phantasie erlaubt uns, Probe zu handeln und befruchtet beispielsweise das kindliche Spiel. Das Kind kann eine Welt erfinden, in der die Menschen freundlich sind, seine Bedürfnisse erfüllen und Geborgenheit und Anerkennung geben. Kaum ein Lebensbereich, der nicht unsere Phantasie anregt und auch benötigt. Alle Medien sind auf unsere Symbolisierungs- und Phantasietätigkeit angewiesen. Arbeit, Konsum, Religion, Kunst, Wissenschaft, alle leben von unserer Fähigkeit, Phantasien zu entwickeln. Medien kommen der Phantasiefähigkeit des Sexsüchtigen besonders entgegen. Deshalb ist er medial auch so leicht zu verführen.

Phantasien fluktuieren zum großen Teil frei und unbeobachtet im Menschen, aber sie können auch bewusst wahrgenommen, gesteuert und willkürlich herbeigeführt werden. Mit ihnen können nicht nur Bilder, sondern autosuggestiv auch beruhigende oder anregende Gefühle hervorgerufen und immer wieder erzeugt werden. »Phantasiearbeit« wird deshalb ganz gezielt in der Psychotherapie eingesetzt. Beim autogenen Training, bei angeleiteten »Phantasiereisen« oder Hypnose werden die Gedanken und imaginierten Bilder zur Beruhigung und Sedierung benutzt.

Menschen, die später sexsüchtig werden, scheinen oft seit der frühen Kindheit eine besondere Begabung für phantasievolle Ausgestaltungen zu haben. Julia erzählt: »*Angefangen hat meine Sucht in der Phantasie. In meiner Kindergartenzeit habe ich mir vorgestellt, jemanden zu umarmen, jemandem nahe zu sein und getröstet zu werden. In der Realität war das nicht gegeben. Daheim gab es das nicht. Und wenn mir eine der Erzieherinnen nahe sein wollte, habe ich sie weggestoßen. Das konnte ich nicht ertragen. Aber in der Phantasie habe ich mir das anders vorgestellt. Es war so ein Gefühl wie: Es ist alles in Ordnung. Ich habe es oft phantasiert. Ich bin ja häufig weggesperrt worden von meinen Eltern. Wenn ich dann viele Stunden alleine ein-*

gesperrt war, habe ich mir vorgestellt, dass ich umarmt werde und einen Kuss bekomme. Meine tägliche Selbstbefriedigung hat dann erst in der zweiten Klasse begonnen.«

Die Phantasie hält also die Möglichkeit bereit, Schmerz zu stillen und sich Wünsche zu erfüllen, die in der Realität nicht erfüllt werden. An der Geschichte von Paul lässt sich nachverfolgen, wie der Rückzug in die Phantasie seine Aggressionen bindet und ihm das Gefühl von Macht und Bewunderung schenkt. Dadurch konnten die unangemessenen Erwartungen der Mutter an ihn etwas abgefedert werden. Erst als Paul geschlechtsreif wurde, sexualisierten sich seine Phantasien: *»Noch bevor ich die Onanie entdeckt habe, lebte ich in den Phantasien meiner Comic-Hefte. Ich war Supermann oder ein großer Sportler. Ich gewann jede Menge Preise, sogar Olympiaden. Stundenlang konnte ich mich in diesen Phantasien verlieren. Leichtathletik oder Marathon, ich war in vielen Disziplinen erfolgreich. Oder ich phantasierte mich als Spion, der die Welt rettet. Ich wollte immer der tolle Held sein, der von den Leuten bewundert wird. Als ich dann das Onanieren entdeckte – ich habe überall, im Kino, in der Schule, auf der Straße onaniert – da stellte ich mir vor, dass ich ein großer Liebhaber sei, der jede Frau glücklich macht und von ihnen nach dem Sex bewundert wird.«*

Verschiedene nicht sexuelle Phantasien begleiten auch den erwachsenen Sexsüchtigen. Sie können den inneren Gemütszustand spiegeln und Minderwertigkeits- oder Ohnmachtsgefühle kompensieren. Bei Volker ist das so: *»Ich bin eigentlich nie in der Situation, in der ich in Wirklichkeit bin, sondern immer mit den Gedanken woanders. Mal gebe ich der UNO Bescheid, rede mit dem Sicherheitsrat und sag denen, wie sie den Nahost-Konflikt lösen müssen. Oder ich sag dem amerikanischen Präsidenten meine Meinung. Dann merke ich wieder, was das für ein Blödsinn ist.«* Phantasien spiegeln Wünsche wider und entschädigen gewissermaßen für eine weniger befriedigende Realität. In der Phantasie wird eine innere »Gegenrealität« mit beruhigenden oder anregenden, Spannung erzeugenden Bildern aufgebaut.

Wahrscheinlich gibt es keine Sucht, die sich so stark in den Gedanken manifestiert und festsetzt wie die Sexsucht. Neben der normalen Phantasietätigkeit entwickelt sich beim Sexsüchtigen offensichtlich ein weiterer Phantasiebereich, der ihn in eine positive innere Ersatzwelt zaubert. Sie schützt ihn vor schmerzhaften Gefühlen, wie sie zum Beispiel durch mangelnde Zuwendung hervorgerufen werden. Mit der Zeit wird die Phantasiewelt immer weiter ausgebaut und zu immer mehr inneren Ersatzfunktionen herangezogen. Die entwicklungsbedingt vielleicht aufgetretenen Kontakt- und Beziehungsängste werden in der Phantasie mühelos überbrückt und helfen, die erlebten Defizite auszugleichen. Dieser Prozess ist mit Gefahren verbunden: Der Rückzug aus der schmerzhaften Realität kann dazu führen, dass das Leben immer stärker innen, in Gedanken, stattfindet. Die Realität wird Zug um Zug durch Phantasie ersetzt. Das Außen wird mit der Zeit regelrecht ausgeblendet. Es kann eine Spaltung entstehen zwischen der als bedrohlich erlebten Welt »außen« und der als sicher erlebten Welt »innen«.

Menschen, die stark zum Phantasieren neigen, sind leicht ausbeutbar. Sie neigen beispielsweise zu Beginn einer Liebesbeziehung zur Idealisierung des Partners und sind für Schmeicheleien besonders empfänglich (und deshalb auch leicht enttäuschbar). Phantasien können nicht wirklich den Hunger stillen, wie es eine reale Beziehung kann. Und: In der Phantasie gibt es keinen Austausch zwischen Menschen. Die Schweizer Psychoanalytikerin Alice Miller fasst es so zusammen: »Phantasien stehen im Dienst des Überlebens; sie helfen, die unerträgliche Realität der Kindheit zu artikulieren und sie zugleich zu verbergen bzw. zu verharmlosen.«[33]

Eine entscheidende Wende tritt ein, wenn die Phantasien beginnen, sich zu sexualisieren. Das kann in der Pubertät sein oder auch schon viel früher, wenn Kinder beispielsweise sexuellen Übergriffen ausgesetzt waren: Kinder, die verfrühter sexueller Stimulierung ausgesetzt sind, bauen als Bewältigungsversuch oftmals die sexuelle Reizung in ihre Phantasiewelt mit ein.

Merkmal Onanie

Mit der Entdeckung des sexuellen Reizes bricht eine neue Welt über junge Menschen herein. Ein stark die Phantasie an- und -erregender Bereich wird jetzt für das Kind oder den Jugendlichen zugänglich. Sexuelle Phantasien sind besonders intensiv und haben stärker betäubende, schmerzstillende Eigenschaften als die alten Phantasien. Dadurch verdrängen sie diese mit der Zeit bzw. sexualisieren die alten Phantasien von Macht und Größe. Manchmal steigert sich die Erregung noch durch den Kitzel des Geheimen oder Verbotenen. Sobald der junge Mensch einmal einen Orgasmus erlebt und gelernt hat, dieses erregende Gefühl immer wieder erzeugen und steuern zu können, hat er einen eigenmächtigen Zugang zu dem stärksten Gefühl gefunden, zu dem ein Mensch fähig ist. Jetzt kann er nicht nur sexuelle Gefühle erleben, sondern damit auch psychische Schmerzen wie Einsamkeit oder Kränkung betäuben. Lüsternheit kann jedes andere Gefühl betäuben und abwehren. Willkürlich können jetzt schmerzstillende, erregende Gefühle erzeugt werden, die sich im Orgasmus intensivst entladen. Anschließend fühlt man sich beruhigt und sediert. Der Genuss löst die Schamhemmung und macht den Weg für andere Sehnsüchte frei. Marianne berichtet von ihrer Zeit als Jugendliche: »*Ich habe früher in Tagträumen gelebt und mir immer einen Mann vorgestellt, der zu mir passt. Ich habe mir ausgemalt, wie wir uns kennen lernen, ins Bett gehen und miteinander Sex haben. Zum Schluss waren meine Gedanken voller Lüsternheit. Das hat mich erregt und dann habe ich onaniert.*«

Ein Beispiel von einem zufällig erfahrenen intensiven sexuellen Gefühl erzählt Eduard: »*Meinen ersten Orgasmus erlebte ich als Junge im dichten Gedränge der U-Bahn. Ein älteres Mädchen drückte sich gegen mich, was mich erregte. Dann durchfuhr es meinen Körper wie ein Blitz, wie ein Taumel! Ein so intensives Gefühl hatte ich noch nie vorher erlebt. Ich musste an der nächsten Station aussteigen und mich erstmal auf eine Bank setzen. Fortan stellte ich mir die Situation immer wieder vor und in den U-Bahnen suchte ich bevorzugt die vollen Wagen auf.*« In einem sich selbst verstärkenden Lernprozess sexualisieren sich nach und nach immer größere Bereiche des Lebens. Diese »Selbstkonditionierung« nimmt immer mehr Zeit in Anspruch. Eduard zum Beispiel lernte, zu Hauptzeiten die großen U-Bahn-Stationen aufzusuchen und verbrachte Stunden damit, mit der U-Bahn hin- und herzufahren. Er benutzte nun sehr oft öffentliche Fahrstühle und besuchte Massenveranstaltungen –

immer auf der Suche nach Wiederholung dieses intensiven Gefühls. Wenn er danach wieder nach Hause kam, masturbierte er mehrmals, um von der angestauten Spannung herunterzukommen. Eduard fing immer stärker Feuer: Schon nach kurzer Zeit verbrachte er fast jeden Tag drei bis vier Stunden mit dieser Suche, die jetzt Teil seiner süchtigen Rituale geworden war. Aber welche sexuellen Erlebnisse hatte er bei seinen zeitaufwändigen Ritualen? Eigentlich gar keine! Seine Erregung war groß, weil er mithilfe seiner Phantasie gelernt hatte, sie mehrfach täglich in sich zu erzeugen. Hat er dabei Kontakte knüpfen können oder eine Freundin gefunden? Nein, es ist die gleiche phantasiebezogene Betäubung der kindlichen Einsamkeit wie früher – nur jetzt in sexualisierter Form.

Jeder kann selbst entscheiden, ob, wann und wie er durch Masturbation die aufgekommene oder selbst erzeugte sexuelle Spannung mit dem Orgasmus abschließen möchte. Das kommt den Bedürfnissen des oft beziehungsscheuen Sexsüchtigen entgegen: Ohne auf fremde Hilfe angewiesen zu sein, kann er vollkommen autonom Stärke, Dauer und Art seiner sexuellen Erregung steuern. Er kann alle Rollen in seinem kleinen Theaterstück mit sich selbst besetzen, Regie führen und sich anschließend selbst applaudieren. Es ist ein kontrollierbarer, vorübergehend machtvoller Zustand – allerdings in einem geschlossenen Kreislauf: Es findet keine Begegnung, kein Austausch statt, der Süchtige ist das einzige Medium für sexuelle Reize und Reaktionen. Während Masturbation für die meisten Menschen ein harmloses kleines Vergnügen ist, verstärkt sie beim sexuell Süchtigen seine Selbstbezogenheit und Abkapselung, was seine Beziehungsfähigkeit weiter schwächt.

Merkmal Pornographie und Romantisierung

Die Intensität der inneren Erregbarkeit durch sexuelle Phantasien wird gesteigert, wenn die Sinneskanäle – vor allem der visuelle – mit einbezogen werden. Der Anblick eines gut gewachsenen Mannes oder einer schönen Frau kann die Phantasien im Betrachter anregen und verstärken. Dafür muss die betrachtete Person keineswegs real sein, im Gegenteil: Die Künstlichkeit entfaltet einen eigenen Reiz. Ein sexsüchtiger Mann malte beispielsweise in der Pubertät nackte Frauen, um sich anschließend mit diesen Bildern sexuell zu stimulieren.[34] Eine Frau fertigte von sich selbst Sexfotos an und onanierte bei der Betrachtung. *»Jede nackte Frau holt mich aus meiner Finsternis raus«*, erzählte mir ein Betroffener.

Die Welt der Pornographie (griech. »von Huren schreibend«) ist eine künstlich geschaffene Schrift- und Bildwelt der Sexindustrie – unter Ausklammerung der psychischen und partnerschaftlichen Gesichtspunkte der Sexualität. Sie bedient die sexualisierten Phantasien und die Lüsternheit vor allem der männlichen Sexsüchtigen. Die Sinnlichkeit der Erfahrung wird durch pornographische Darstellungen erhöht: Man muss sich nichts mehr vorstellen, denn das Bild ist »real«. Bilder von simulierter Lust verstärken den sexuellen Reiz – und halten die Wirklichkeit weiter auf Distanz. Frauen sind jetzt in allen Formen und Farben »zu haben«. Pornographie kann eine starke, abhängig machende Droge sein und zur »Einstiegsdroge« in die Sexsucht werden. Das eigene Begehren verbindet sich mit Phantasien und Erinnerungen, über visuelle Eindrücke mit weitaus größerer Intensität. Allein der Blick auf eine sexuell eindeutige Pose ermöglicht beim Betrachter die instinkthaft vorgesehene Freisetzung der Sexualhormone und löst sexuelles Begehren aus.

Pornographie kommt in mannigfacher Weise den Bedürfnissen des Sexsüchtigen entgegen: Sie erschafft, bedient, lenkt und erfüllt vornehmlich Männerphantasien. Und beutet sie aus. Pornos sind pseudosexuell: Schauspieler ohne persönlichen Bezug imitieren sexuelle Gefühle vor Kameras. Die licht- und kameratechnisch perfekt gemachten Aufnahmen bekommen durch die Bearbeitung am Computer einen besonders künstlichen Glanz. Pornographie ist jederzeit verfügbar, bequem und anonym zu konsumieren, oft sogar, ohne die eigenen vier Wände verlassen zu müssen. Soziale Beziehungen sind dabei überflüssig. Ein Paradies, in dem der Sexabhängige autistisch regiert. Die Bilder brennen sich im Kopf ein, sie verstärken den Wunsch, in der Phantasiewelt zu bleiben, in der man erfolgreich, machtvoll und unabhängig ist. Und: Pornos kanalisieren Wut und bedienen den in emotionalen Angelegenheiten realitätsunerfahrenen Sexsüchtigen mit Ersatzgefühlen.

Die Phantasie sexsüchtiger Frauen erzeugt neben den sexuellen auch romantische Bilder. Zur Stimulation bevorzugen Frauen weniger Pornographie, sondern eher Liebesromane, -serien, -filme etc., in denen es um die idealisierte Erfahrung von Eroberung und Besitz, Geborgenheit, Begehrt- und Gebrauchtwerden oder um die Sehnsucht nach dem großen, sie rettenden Liebesglück geht. Es sind Gefühle, die in der Wirklichkeit oft schmerzlich vermisst werden. Aber neben den phantasierten Partnern, kann auch der phantasierte (oder reale) Verlust eines Partners ein schmerzhaftes Verlangen mit starken sexsüchtigen Reaktionen auslösen. Hierbei werden kindliche Verlassenheitsgefühle ausgelöst und süchtig bewältigt.[35] *»Sexuelle Phantasien sind wie Haschisch, und mit der Onanie ist es wie auf Speed. Kommt noch die Pornographie dazu, fühle ich mich wie auf Koks«*, beschrieb es ein ehemals drogenabhängiger Sexsüchtiger. Die innere Spannung, die durch die sexualisierte Phantasie oder den sexuellen Reiz erfolgt, hat eine dranghafte Qualität: Es ist ein intensives Bedürfnis, das den Betroffenen in eine aufregende Welt versetzt. Es erschafft in ihm eine Begierde nach mehr, die er körperlich wahrnimmt: Er steht »unter Strom«. Mitglieder der Selbsthilfegruppe Anonyme Sexaholiker nennen diese Qualität ihres Erlebens einen Zustand von Lüsternheit, den sie von ihrem normalen sexuellen Begehren unterscheiden: »Lüsternheit wirft mein ganzes System durcheinander. Ich verliere mein Gleichgewicht und meine Kontrolle und ich muss davon genesen wie von einem Gift.«[36] Manche Betroffene sehen hierin den Hauptausdruck ihrer Süchtigkeit und bezeichnen sich deshalb als »lust-a-holic«, also lüsternheitssüchtig.

Holger erzählt: *»Mit 16 hat mir jemand, dem ich vertraut habe, Pornos gegeben. Da habe ich zum ersten Mal eine Frau im Genitalbereich nackt gesehen und auch zum ersten Mal onaniert. Das war etwas, das ich immer haben konnte. Nach einem halben Jahr habe ich mir selbst solche Hefte besorgt. Dann wurden sie allmählich meine ständigen Begleiter. Ich habe nicht von Sucht gesprochen, erst zehn Jahre später. Ich war längst verheiratet, unsere Kinder waren auf der Welt, und ich konnte nicht widerstehen. Ich hatte keinen Mangel an Sex in der Ehe, es war kein Notstand. Aber ich suchte immer wieder diesen Kick und diesen Kitzel. Es war etwas anderes als das, was ich* *mit meiner Frau hatte. Aber es hat nach und nach meine Ehe zerstört. Meist habe ich meiner Frau angeboten, einkaufen zu gehen. So konnte ich den Besuch im Pornoladen mühelos tarnen. Ich war schon aufgeregt, wenn ich mich ans Steuer setzte und fuhr die letzten Kilometer mit überhöhter Geschwindigkeit. Es war eine Atmosphäre der Spannung: Ich hatte das Gefühl, dass der Druck nur nachlässt, wenn ich nachgebe. Im Laden angekommen, tat ich ganz cool, habe mir viele Magazine angeschaut und manchmal auch Videos gekauft. Ich bin ein Meister im Verbergen meiner Erregung. Im Pornoladen verbirgt jeder seine Erregung. Es ist so still da drin, man könnte eine Stecknadel fallen hören. Dabei ist es die pure Gier, die aber niemand merken darf.«*

Anfangs erscheint dem Süchtigen Pornographie als die Lösung all seiner Probleme. Sie hat »Flitterwochenqualität«. Im Laufe der Jahre entwickelt sich dann eine bestimmte sexuelle Vorliebe bzw. ein Raffinement, das seine sexuelle Empfindungsfähigkeit einengt und gefangen nimmt,[37] es findet eine Konditionierung und Spezialisierung auf eine spezielle Reizpalette statt. Dieses sexsüchtige Muster schleift sich über die Jahre ein. Mit dem realen Sexualpartner hingegen können sexuelle Funktionsstörungen auftreten. Manchmal müssen die Süchtigen auch während des Geschlechtsverkehrs mit ihrem Partner die bevorzugten Onaniephantasien beibehalten, um überhaupt zum Orgasmus gelangen zu können. Dies trifft insbesondere bei länger andauernden Liebesbeziehungen zu, in denen das Neue und Aufregende der sexuellen Begegnung mit der Zeit verblasst ist. Der Sexsüchtige fühlt sich in seiner schützenden, irrealen, lüsternen Welt gehalten – doch diese droht im Laufe der Jahre zu einem Gefängnis zu werden. Dass er ein Gefangener geworden ist, merkt der Betroffene meist erst dann, wenn er versucht, aus seinen Gedanken und Handlungen auszubrechen.

Helena sagt: *»Ich habe es mal nur für die Onanie zusammengezählt: Seit 20 Jahren onaniere ich vorsichtig gerechnet mindestens fünf Mal die Woche zu meinen masochistischen Phantasien. Wenn ich jedes Mal nur 20 Minuten Zeit dafür einrechne, habe ich insgesamt 5200 Mal masturbiert. Das entspricht mehr als 1700 Stunden. Da haben sich meine masochistischen Bilder fest in mir eingebrannt.«* – Ralph meint: *»Die ganze Sexualisierung,* *mit der ich groß geworden bin, wieder rückgängig zu machen, ist sehr schwer. Es ist alles in mir abgespeichert, wie auf einer Festplatte. Es ist ein Teil meines Lebens. Wenn ich das nicht mehr hätte, käme es mir vor, als wenn ich gar nichts mehr dürfte und auch nicht mehr leben würde.«*

Für den Sexsüchtigen ist Pornographie offensichtlich Gift. Sie beeinträchtigt seine Fähigkeit zum Aufbau oder zur Aufrechterhaltung einer normalen sexuellen Beziehung. Eine Liebesbeziehung verlangt vollkommen andere Fähigkeiten als die schnelle sexuelle Befriedigung mit einem phantasierten Partner. Eine Liebesbeziehung stellt die Begegnung in den Mittelpunkt, Sexualität ist nur ein Bestandteil. Sie ist zeitlich fordernd, verlangt den Einsatz der ganzen Person und orientiert sich an den Empfindungen und Wünschen beider Partner. Die unterschiedlichen Gefühle und Bezogenheiten der Partner zueinander verlangen beiden immer wieder neue Anpassungsleistungen ab, die eine Beziehung erden und zur Reife bringen. Weil die Sexualität in der Sexsucht so stark instrumentalisiert und von der Realität abgehoben ist, weil sie sich primär in der eigenen Phantasie manifestiert und ohne eine erfüllende menschliche Begegnung auskommt, und weil sie oft in anonymen sexuellen Kontakten oder Angeboten der Sexindustrie gelebt wird, stoßen die Betroffenen in den Selbsthilfegruppen im Laufe ihrer Genesung auf das Pseudosexuelle dieser Verhaltensweisen. Diese Art von Sexualität ist des eigentlich Erotischen und des Beziehungselements vollständig beraubt.

Ausdrucksformen

Jede Form von Sexualität kann potentiell Suchtcharakter annehmen. Auch wenn die Formen, die der Phantasie breiten Raum lassen, dem Sexsüchtigen besonders entgegenkommen: Seine Aktivitäten sind so vielfältig wie es das gesamte Spektrum sexueller Spielarten hergibt. Weder deutet eine bestimmte sexuelle Ausdrucksform auf das Vorliegen einer Sexsucht hin, noch schließt sie sie aus. Vielmehr entscheiden neben dem süchtigen Erleben Häufigkeit, Funktion und Folgen des Sexualverhaltens über das Vorliegen einer Sucht.

Beispiel für einen süchtigen Werdegang

Brigittes Geschichte ist ein gutes Beispiel für einen süchtigen Werdegang: *»Es war keine schöne, sondern eine harte Zeit. Wenn das schön gewesen wäre am Schluss, dann hätte ich ganz bestimmt weitergemacht. Aus moralischen Gründen habe ich jedenfalls nicht aufgehört. Mit 17 Jahren habe ich angefangen rumzuhuren. Erst hatte ich mehrere Freunde gleichzeitig, dann ging ich auch mit Männern ins Bett, die ich gar nicht kannte. Das war mein Muster. Ich stand unter Alkohol und meine Freundin unter Medikamenten. Zu zweit sind wir losgezogen in heruntergekommene Diskos und Kneipen, aufreizend angezogen wie Prostituierte. Das Gefühl war toll. Diese ganzen Spießer da um uns herum, die so brav lebten. Sie blickten überhaupt nicht, was das gute Leben war und wir zeigten es ihnen jetzt. Wir hatten einen gehörigen Stolz in uns gegenüber denen, die nicht so lebten wie wir. Wir waren eben doch etwas Besseres. Und dazu kam das tolle Gefühl, es zu planen, drauflos gehen zu können und dabei noch die Männer auszunehmen. Ich habe prinzipiell nichts bezahlt auf unseren Kneipentouren, sondern mich immer einladen lassen. Wir haben Drinks und Zigaretten geschnorrt und uns hinterher über die Idioten lustig gemacht. Ich habe damals geflirtet wie eine Wilde und es immer direkt gesehen, mit welchem Mann ich es machen konnte. An seinen Augen konnte ich sehen, ob der auch auf einen One-Night-Stand aus war. Dann sind wir ins Bett. Und jedes Mal nach dem Sexrausch sah ich plötzlich, wie es wirklich ist. Es war eine andere Szene mit anderem Licht und anderen Schauspielern, aber jedes Mal die gleiche Situation: Was machst du da eigentlich mit so einem hässlichen Kerl im Bett? Dann wurde mir kotzübel und ich habe einen Hass gekriegt auf den Mann und auf mich. Anschließend nahm ich mir immer fest vor, es nie wieder zu tun. Es hat sich dann aber immer stärker ausgeweitet. Ich hatte Sex mit Männern an allen Orten, mitten auf der Straße, in der Disko, im Auto, am Strand, einfach überall. Ich habe auch aus Mitgefühl mit Männern geschlafen, wenn einer so hässlich war, dass ich dachte, den musst du jetzt trösten. Die Onanie lief seit der Kindheit immer nebenher. Als ich anfing zu arbeiten, habe ich auch am Arbeitsplatz masturbiert. Kaum hatte ich Mittagspause,* *dann ging's los. Der Chef hätte jederzeit reinkommen können. Ich habe es nicht unter Kontrolle gehabt. Es gab keine Vorhänge an meinem Arbeitsplatz, die Nachbarn hätten reinschauen können. Und es wurde immer schlimmer mit der Onanie. Beim Autofahren auf der Autobahn musste ich immer wieder anhalten und auf einem Parkplatz onanieren. Das haben auch Leute gesehen. Wenn ich mit dem Zug gefahren bin und mir ein Mann ein bisschen breitbeinig gegenüber saß, dann musste ich auf die Toilette gehen und onanieren. Ich habe keine Macht mehr darüber gehabt. Es gab Tage und Wochenenden, an denen ich in meiner Wohnung Masturbationsorgien gefeiert habe: Ich habe mich selbst gefesselt und geschlagen, mir Blut abgenommen und mich mit Blut, Urin und Kot eingerieben. Und ich hatte auch Sex mit Tieren.*«

Diese Frau beschreibt eindrücklich die verschiedenen sexuellen Ausdrucksformen, die ihr süchtiges Ausleben annahm. Nachdem sie zunächst sexuelle Beziehungen nur in Bindungen lebte, nahm sie zunehmend auch Kontakte auf zu Partnern, die sie als Personen nicht mehr wahrnahm. Das Sexuelle wurde dabei instrumentalisiert und für sexualitätsfremde Funktionen herangezogen, z. B. um sich ein Überlegenheitsgefühl zu schaffen. Brigittes sexuelle Ausdrucksformen weiteten sich ständig aus. Eine gewisse Enthemmung setzte ein, die das Sexualverhalten zunehmend außer Kontrolle geraten ließ. Und – das ist eine typische Reaktion auf das süchtige Element – sie fühlte sich hinterher schlecht: Sie hatte das Gefühl, etwas getan zu haben, was sie eigentlich gar nicht wollte. Sie bereute ihr Tun, schämte und ekelte sich vor sich selbst. »Exkrementen-Fetisch« und Sadomasochismus samt der dazugehörigen Rituale gehörten ebenfalls zu ihrem sexuellen Repertoire. Diese können also der verzweifelte Ausdruck einer flüchtigen, sexualisierten Besetzung geradezu von allem und jedem sein, was irgendwie sexualisierbar gemacht werden kann. Aber genauso gut können Menschen mit klassischen Perversionen – also sexuelle Fixierungen auf bestimmte, eng eingegrenzte Formen des sexuellen Ausdrucks wie Exhibitionismus, Voyeurismus oder Sadomasochismus – sexsüchtig werden.

Homosexuelle Variante

Andreas, der in einer homosexuellen Beziehung lebt, erzählt die folgende Geschichte: »*Bevor ich meinen Freund kennen lernte, habe ich neben der Onanie manchmal anonyme sexuelle Kontakte gehabt. Obwohl meine intensive Beziehung zu meinem Freund auch sehr schwierig war, war ich glücklich mit ihm. Wir hatten viele gemeinsame Interessen und eine enge emotionale Bindung. Allerdings habe ich mich ihm gegenüber oft nicht sexuell attraktiv gefühlt. Ich hatte das Gefühl, dass er mich nicht ausreichend reizvoll findet, obwohl er nie so etwas gesagt hat. Eigentlich habe ich in meinen Liebesbeziehungen Angst vor Sexualität. Es ist immer die gleiche Angst, dem anderen nicht zu genügen. In meinen Liebesbeziehungen selbst habe ich meine Sexualität nie süchtig gelebt. Aber in dieser Zeit bin ich oft heimlich losgezogen und ganz bewusst zu den Schwulentreffpunkten gegangen, wo anonymer Sex zu haben ist. Ich habe mir sehr attraktive Männer ausgesucht oder gewartet, bis jemand Kontakt zu mir aufnahm, der mir gefallen hatte. Das hat mir Bestätigung gegeben. Diese Männer konnte ich befriedigen. Zuletzt wurden die Kontakte immer häufiger. An manchen Tagen bin ich mehrmals am Tag losgezogen und das habe ich schon als süchtig erlebt. Jetzt haben mein Freund und ich uns getrennt.*« Andreas beschreibt ein oft zu beobachtendes Phänomen der sexuellen Süchtigkeit: In einer mehr oder minder zufriedenstellenden Liebesbeziehung gibt es positive sexuelle Begegnungen, die frei von süchtigen Qualitäten sind. Und parallel dazu entwickelt sich sexsüchtiges Verhalten mit anderen Partnern. Das lässt sich natürlich auch bei Heterosexuellen beobachten. Und bisexuelle Männer und Frauen leben beispielsweise neben einer suchtfreien heterosexuellen Beziehung die Sucht in homosexuellen Kontakten aus.

Helmuts Geschichte zeigt ähnliche Facetten: »*Als Jugendliche haben wir Jungs in meiner Clique oft gemeinsam onaniert. Später hatte ich verschiedene Freundinnen. Nachdem ich vier Jahre lang mit meiner letzten Freundin zusammengelebt hatte, ging es auseinander. Da lernte ich die Schwulenszene in der benachbarten Großstadt kennen: vom Pornokino über Schwulensauna bis zur öffentlichen Toilette. Das war für mich ein tolles*

Gefühl! Ich habe gedacht: Jetzt bin ich schwul, das ist mein ›coming out‹, endlich gehöre ich dazu, jetzt kann ich so sein, wie ich wirklich bin. Ich habe das lüsterne Begehren der Männer untereinander richtig aufgesogen. Hier hatte ich das Gefühl, begehrt zu werden. Genau das hat meine Lust geschürt. Am Wochenende habe ich sexuelle Kontakte gesucht. Freitagabends bin ich in die Schwulendisko gegangen bis morgens, mit der Absicht jemand kennen zu lernen, bei dem ich übernachten konnte. Dann hatte ich mit demjenigen Sex oder wir hatten zu zweit oder zu dritt Sex. Morgens bin ich dann gegangen, durch die Stadt gelaufen, habe in einem Kaufhaus Zähne geputzt und bin in die Sauna zum Duschen. Da waren dann wieder viele sexuelle Kontakte möglich. Abends bin ich in die Disko gegangen und irgendwann Sonntagnachmittag wieder zu Hause angekommen. Nach einiger Zeit bin ich in die Großstadt gezogen – in eine Schwulenwohngemeinschaft. Hier wurde die Sexsucht noch mal angefacht. Ich hatte den Eindruck, die WG ist eine Familie. Es hat sich schnell herauskristallisiert, dass es meine Aufgabe war, einem Mitbewohner Typen aus der Disko anzuschleifen. Er sollte sozusagen auch was zu essen haben. Wir hatten dann zu sechst oder zu siebt Sex. Aber mein Mitbewohner hat mich nie angefasst und ich ihn auch nicht. Es war immer der anonyme Sex, der uns angezogen hat. Es war eine Art Beuteverhalten: Der Selbstwert lief darüber, wieviel Typen man abgeschleppt bekam. Mit der Zeit wurden meine sexuellen Kontakte immer risikoreicher. Ich wurde schlampig im Bereich Safer Sex. Es wurde immer gefährlicher. Mein Tiefpunkt kam, als ich einmal in der Ecke einer Pornokabine lag. Die Männer, mit denen ich Sex gehabt hatte, waren schon gegangen. Ich hatte Schmerzen vom Analverkehr und das Gefühl: Jetzt ist es erreicht, ich bin wie eine Prostituierte, die irgendwie ausgeflippt und ausgestoßen worden ist und schmutzig in einem Eck liegen gelassen wird und kaum noch Kraft hat aufzustehen.«

Die Sexsucht von heterosexuellen oder homosexuellen Menschen unterscheidet sich nicht in ihrer zwanghaften Qualität, sondern lediglich in der Erscheinungsweise, die vor allem durch die gesellschaftlichen Rahmenbedingungen geprägt ist. Die jahrhundertealte Diskriminierung und Verfolgung von Homosexuellen, die sich in den westlichen Ländern in den letzten Jahrzehnten erst langsam aufzulösen beginnt, hat die Homosexua lität quasi ins Illegale, an den Rand der Gesellschaft gedrängt. Dadurch haben sich mehr oder minder geheime Treffpunkte, vor allem für anonyme sexuelle Kontakte, herausgebildet, die in besonderem Maße ein Süchtigkeitspotential in sich bergen. Vergleichbare anonyme sexuelle Kontakte für Heterosexuelle haben sich ebenfalls entwickelt. Sex ohne Beziehung in One-Night-Stands wird zu anonymem Sex zwischen Namenlosen gesteigert. Es ist der »Markt des sexuellen Austausches«, in dem es »nur den Tausch Orgasmus gegen Orgasmus gibt«.[38]

Wechselwirkungen von Sex und Alkohol

Pauls Geschichte macht auf die enthemmende Wirkung des Alkohols aufmerksam: »*Exzessiv onaniert habe ich seit meinem 15. Lebensjahr. Ich habe Bilder von mir gemacht, die mich in erregtem Zustand zeigten. Diese Bilder habe ich angeschaut und dabei masturbiert. Ab und zu habe ich mir auch Frauenkleider gekauft und darin onaniert. Zu Prostituierten bin ich nur betrunken gegangen. Manchmal war mir eine nicht genug. Ich bin mal in eine abgesoffene Bar gegangen und erinnere mich, wie das Mädchen hinterher zu mir sagte: ›Wenn du nicht so angetrunken wärst, hättest du mehr davon.‹ Sie hatte Recht, aber wenn ich nicht angetrunken gewesen wäre, wäre ich nie in der Bar gelandet.*«

Auch Jana erzählt von den Wechselwirkungen zwischen Sex und Alkohol: »*Onaniert habe ich schon regelmäßig, bevor ich in die Grundschule kam. Der Sex mit meinem späteren Mann (er war mein erster) war langweilig. Unsere Beziehung war eher kameradschaftlich, wie zwischen Bruder und Schwester. Noch bevor ich die Ehe einging, lernte ich im Urlaub einen Mann beim Spazierengehen kennen und ging sofort mit ihm ins Bett. Nach der Hochzeit habe ich mit Alkoholtrinken angefangen. Dann habe ich viele Männer kennen gelernt durch die Clique, in der ich war. Von zweien war ich besessen. Tagsüber habe ich Nachhilfe gegeben, und wenn mein Mann abends müde von der Arbeit kam, habe ich dafür gesorgt, dass er genug Alkohol trinkt. Wenn er dann gegen Mitternacht eingeschlafen ist, habe ich mich heimlich mit den Männern getroffen. Ich habe nackt getanzt und sie angemacht. Es floss viel Alkohol und es gab viel Sex. Wir haben Orgien gefeiert.«*

Weitere Merkmale

Wie bei anderen Süchten auch scheint das Heimliche und Verbotene die Erlebnisse zu intensivieren. Auch deshalb will man dieses Gefühl immer wieder erleben. Janas Geschichte zeigt, wie schwer es für den phantasiebezogenen Sexsüchtigen ist, den Liebesbezug und das Begehren auf den real vorhandenen Partner zu richten. Ein weiteres Merkmal sexsüchtigen Auslebens ist oftmals der häufig wechselnde Geschlechtsverkehr, der über Kontaktanzeigen, Internet, Swingerclubs, Szenediskos oder private Treffs arrangiert wird. Über Kontaktanzeigen beispielsweise lassen sich mühelos Hunderte von Sexkontakten herstellen. In der Rolle des Verführers kann man so mehrere Beziehungen nebeneinander führen. Die Sexualität ist der Brennpunkt dieser Beziehung. Dies wird manchmal offen von beiden Seiten gewünscht und praktiziert. Für unsere Gesellschaft ist dies keineswegs eine extreme Form der Sexualität. Doch für den Sexsüchtigen kann es verheerend sein: In seinen ohnehin irrealen Lebensbezügen hebt er nur immer weiter ab.

Der amerikanische Pionier der modernen Sexsuchtforschung, Patrick Carnes, hat in seiner Untersuchung von nahezu 1000 Sexsüchtigen elf verschiedene Kategorien sexuellen Verhaltens unterschieden: phantasierter Sex, Sex in der Rolle des Verführers, anonymer Sex, der Kauf, Verkauf oder Handel mit Sex, voyeuristischer oder exhibitionistischer Sex, Sex mit Schmerzaustausch, Sex mit Objekten oder Tieren, zudringlicher Sex und Sex mit Kindern.[39]

Sexsucht und Kriminalität

Erste wissenschaftliche Untersuchungen über einen Zusammenhang von Sexsucht und Kriminalität wurden durchgeführt. Ein Ergebnis: Von 109 Sexualverbrechern, die wegen Vergewaltigung oder sexueller Handlungen an Kindern einsaßen, wurden bei 39 Prozent der Vergewaltiger und bei 71 Prozent der Kindesmisshandler sexsüchtige Züge festgestellt.[40] In einer amerikanischen Untersuchung von 150 Ärzten und Psychotherapeuten, die ihre Patienten sexuell missbraucht hatten, konnte in mehr als der Hälfte der Fälle die Sexsuchtdiagnose gestellt werden.[41] Aufgrund dieser Beobachtungen eröffnen sich neue Sichtweisen, die ein tieferes Verständnis solcher Vorfälle ermöglichen und vielleicht eine neue Perspektive für die Behandlung dieser Straftäter bieten.

Sexsucht und Sexarbeit

Sexindustrie ist die Sammelbezeichnung für einen großen Wirtschaftszweig. Sie ermöglicht – gegen Entgelt – sexuelle Handlungen frei von menschlichen Bindungen. Sie beschäftigt viele Arbeitnehmer und erwirtschaftet allein im deutschsprachigen Raum Milliardenumsätze. Wie aus einer einschlägigen Seite im Internet ersichtlich, gehören zu ihrem Angebot in alphabetischer Reihenfolge: Bar, Bordell, Cabaret, Callgirl, Club, Erotikfachgeschäft, Erotikmesse, Erotikreise, Escort Service, Hausbesuch, Hobbyhure, Hotelbesuch, Laufhaus, Nightclub, Peepshow, Private Club, Sexkino, Sexshop, Straßenstrich, Swinger Club, Table dance, Telefonsex, Video u. v. a. Alle diese Angebote werden Gewinn bringend vermarktet. Dafür scheint es ein großes Bedürfnis zu geben. Allein die US-amerikanische Zeitschrift *Playboy* verzeichnet wöchentlich rund 4,7 Millionen angeklickte Seiten ihrer Homepage.[42] Interessant sind auch die Wirtschaftsdaten der Pornofilmindustrie: 1989 wurden in den USA 992 Millionen Dollar mit Pornofilmen erwirtschaftet, 1992 waren es bereits 1,6 Milliarden und 1996 schon 4,2 Milliarden Dollar.[43] Der Umsatz hat sich in sieben Jahren also mehr als vervierfacht. 400 000 Menschen, die in Deutschland in der Prostitution tätig sind, erwirtschaften einen geschätzten jährlichen Gesamtumsatz von sechs Milliarden Euro.[44]

Für den Sexsüchtigen existiert hier eine aufregende Welt, in der er alles das vorfindet, was er sich vorher nur in seiner Phantasie ausgemalt hat. Auch hier kann er sich mächtig fühlen: Er wählt aus, bestimmt und kauft, was er will. Und genauso wie seine Phantasien ist auch diese Welt künstlich. Den Menschen, von dem er Sex kauft, lernt er nicht kennen; es fehlen die liebevollen Beziehungen. Der Sexarbeiter ist nur dazu da, gegen Bezahlung Wünsche zu erfüllen. Auch hier bleibt der Betroffene auf sich allein bezogen. Geralf berichtet über seinen Weg, der ihn von Phantasie, Pornographie über Masturbation zur Prostitution führte: »*Als Achtjähriger hatte ich oft die Phantasie, der einzige Mensch auf der Welt zu sein, um dann tun zu können, was ich wollte. Schon in diesem Alter war mein größter Wunsch, ins Kino zu gehen und Sexfilme abzuspielen. Mit 15 Jahren wurde mein Traum wahr, und ich sah meinen ersten Pornofilm. Seither onanierte ich regelmäßig, fast täglich. Ich bewunderte die Pornodarsteller und spielte mit der Phantasie, selbst einer zu werden. Ich wollte ein Frauenheld sein, aber mir war klar, dass ich für diesen Traumjob viel zu unattraktiv und zu unerfahren war (...) Die ersten sexuellen Beziehungen nahm ich erst mit Anfang 20 auf. Ungefähr ab dieser Zeit unternahm ich immer ausgefallenere Sextouren im Rotlichtbezirk, um dann schließlich meine Prostituierte für diesen Tag zu wählen. Die dann folgende Erfahrung beendete abrupt meinen Rausch. Ich durchschaute die Komplimente der Prostituierten über meinen Körper und verachtete ihren gespielten Genuss. Mit Scham beladen, ging ich wieder nach Hause und duschte mich ausgiebig. Danach zwang ich mich, wieder Kontakt mit Leuten aufzunehmen. Jedes Mal nahm ich mir heilig vor, nie wieder zu gehen. Aber nach einigen Wochen wandelte sich meine Scham in Faszination und der Rauschzustand trat wieder ein. Es wurde mir langsam klar, dass dies eine Art Sucht war.*«[45]

Fehlen gegenseitige Liebe und Anerkennung, wird Sex zu einer Ware, mit der man manipulieren, bestechen, tauschen oder handeln kann. Das sind Verkehrsformen des sexuellen Ausdrucks, die nebeneinander anzusiedeln sind. Das sich einem anderen »Feilbieten« (das Wort Prostitution stammt aus dem mittellateinischen prostibilis = sich feilbieten) ist lediglich eine Extremform auf diesem Kontinuum.[46]

Wer wird Sexarbeiter?

Sexarbeiter sind Dienstleister. Es ist ihr Job, in einer Scheinwelt die Wünsche ihrer Kunden zu erfüllen. Dazu müssen sie in ein sexuell aufreizendes Äußeres investieren. Zum verführerischen Outfit aus Schminke, gebräunter Haut, Hairstyling und Kleidung etc. zählen oft auch Silikonimplantate oder andere künstliche »Schönmacher«. Es gehört zu ihrer Arbeit, verfügbar und willig zu erscheinen. Verführerische Gefühle werden geschauspielert, so als hätten die Sexarbeiter ein eigenes Interesse an sexuellen Beziehungen zu ihrer Kundschaft und würden es genießen. Manche zeigen sich ihren Kunden nur, andere sprechen nur mit ihnen und wieder andere vollziehen sexuelle Handlungen im Rahmen ihrer Arbeit.

Dem Käufer wird der Blick auf den Menschen, der Sex anbietet, absichtlich verstellt. Für ihn sind es vielleicht süße Playboyhäschen oder »kleine, keuchende Spielsachen«,[47] bei denen man sich bedienen kann. Aber wer ist denn eigentlich diese Telefonsex-Schauspielerin mit der schmeichelnden Stimme? Was ist das für eine Frau, die so gekonnt einen Striptease hinlegt? Wer steckt hinter der erregenden Aufmachung, was für eine Frau ist das, die mit Highheels abends im Scheinwerferlicht an ihrem Stammplatz steht? Das Ergebnis ist ernüchternd. Vorwiegend aufgewachsen mit Armut, Gewalt und Verwahrlosung, früh in ihrer sexuellen Entwicklung verletzt (auch als Inzestopfer), betäuben die Betroffenen ihren Schmerz oft mit Alkohol und Drogen. Häufig bestehen Traumatisierungen und psychische Störungen. Bei einer Untersuchung von Stripperinnen wurden bei 90 Prozent gravierende Persönlichkeitsstörungen und bei 60 Prozent schwere Depressionen festgestellt.[48] Ähnliche Lebensschicksale und psychische Erkrankungen können auch bei Sexsüchtigen oder Co-Sexsüchtigen vorliegen, was die Affinität zwischen Sexarbeitern und Sexsüchtigen deutlich macht.

Sandra ist Alkoholikerin, sexsüchtig, co-sexsüchtig und war als Sexarbeiterin tätig: *»Dann kam die Zeit, wo ›Hostessen‹ gesucht wurden. Ich hatte damals ziemlich starke Depressionen und war suizidgefährdet. Ich war auch schon ziemlich kaputt vom Alkohol. Wenn mein Mann tagsüber bei der Arbeit war, kamen die Männer zu mir in die Wohnung. Auch beruflich an-*

gesehene Männer gehörten zu meiner Kundschaft. Das gab mir das Gefühl, begehrt zu sein. Meine Selbstmordgedanken waren dann nicht mehr so stark.« Auch Sabine ist sexsüchtig. Sie verband Erlösungsphantasien mit der Prostitution: »*Ich habe mehrere Tiefpunkte erlebt und war mehrfach kurz davor, in die Prostitution zu gehen. Ich hatte mir schon ein Bordell ausgesucht. Sex, Alkohol und Drogen hätte ich da bekommen und für nichts mehr sorgen müssen.«* Karl hat einen festen Beruf: »*Aber wenn ich so richtig auf meiner sexuellen Sauftour bin, kann es auch mal passieren, dass ich von jemand Geld verlange, kurz bevor er zum Höhepunkt kommt. Die meisten zahlen dann widerstandslos.«*

Täter – Opfer – Retter

Um den Prozess und die Dynamik in den verteilten Rollen zwischen Sexarbeiter und Sexsüchtigem besser zu verstehen, ist das Täter-Opfer-Retter-Konzept hilfreich. Die Geschichte von Kevin trägt zum Verständnis bei: »*Begonnen hat es damit, dass ich als Kind normale Versandhauskataloge durchgeblättert habe, speziell die Rubrik Damenunterwäsche. Ich schaute mir die Frauenkörper genau an. Ich stand wie unter einem Wiederholungszwang: Sobald ich nichts zu tun hatte und nicht beobachtet wurde bzw. die Luft rein war im Haus, habe ich mir die Kataloge angeschaut. Später hat mir meine Schwester die Pornos meines Vaters im elterlichen Schlafzimmer gezeigt. Immer wenn ich Gelegenheit hatte, schaute ich mir die Bilder an. Es hat mich gierig gemacht und die Sehnsucht geweckt, erleben zu wollen, was ich auf den Bildern sah. Damals war ich vielleicht acht oder neun Jahre alt. Mit zehn Jahren hat mir ein Freund mein erstes richtiges Pornobuch ausgeliehen. Da praktizierte eine Frau bei einem Mann Fellatio. Dieses Bild hat mich sehr angesprochen. Ich trage es immer noch in mir. Das wollte ich auch mal erleben. Ich hatte immer die Phantasie, dass Sex etwas Schönes, Angenehmes und Lustvolles sein muss. Als ich Jahre später anfing, Prostituierte aufzusuchen, war es in meiner Phantasie fest verankert, dieses Schöne und Lustvolle dort auch zu bekommen. Aber die Realität war nicht so. Die Prostituier-*

ten machten sehr viele Versprechungen, aber verknüpften das mit Geldforderungen: Wenn du das bezahlst, dann kannst du dies haben, wenn du noch einen Schein drauflegst, dann kannst du jenes haben. Es war so geschäftsmäßig. Dann kam es auch vor, dass ich bezahlt habe, aber unverrichteter Dinge wieder gegangen bin. Ich habe mir immer gewünscht, dass ich als Mensch akzeptiert und anerkannt bin und dass es für beide eine lustvolle sexuelle Begegnung ist.«

Die Umstände, unter denen Kevin seine Kindheit verbrachte, waren äußerst schwierig; er war als kleiner Junge Opfer einer belastenden Situation. Seine sexuellen Phantasien begleiteten ihn durch diese Zeit. Lustvolle Sexualität verband sich für ihn mit Prostituierten: In seinem Mangelzustand waren sie die idealisierten »Retterinnen«. Sie, so glaubte er fest, verhelfen ihm nicht nur zu einer intensiven sexuellen Begegnung, sondern nehmen ihn – wie eine gute Mutter – auch an und erkennen ihn an. Die Wirklichkeit, der er im Bordell begegnet, ist ernüchternd und deprimierend und erinnert an seine Kindheit, die von emotionaler Kälte, maskierter Wut, Versagenserlebnissen und Schuldgefühlen geprägt war und ihm das Gefühl gab, ein Opfer zu sein. Der Täter-Opfer-Retter-Zyklus beginnt von vorn.

Auch der Sexarbeiter lebt in einem Täter-Opfer-Retter-Zyklus. Beispiel: Eine junge Frau wächst in einer Familie auf, die von Alkoholismus und Gewalt geprägt ist. Als Heranwachsende begegnet sie ihrem Traummann. Er behandelt sie wie eine Prinzessin und verspricht, sie aus ihrer schlimmen Situation herauszuholen. Wie nie zuvor werden ihre Sehnsüchte angesprochen. Ihr Leben bekommt einen neuen Sinn. Aus Liebe zu ihrem Lebensretter geht sie auf den Straßenstrich, um seine Schulden abzubezahlen. Dieser Retter entpuppt sich als Täter. Der maligne Kreislauf beginnt von vorn.

In der Begegnung von Kunde und Sexarbeiter greifen die Opfer-Täter-Retter-Zyklen reißverschlussartig mit komplementären Rollen ineinander. Teilweise als Komplizen, teilweise als Gegner passen sie in ihren Bedürfnissen wie Schloss und Schlüssel zueinander. Beide sind verbunden in ihren starken unerfüllten Bedürfnissen nach Sicherheit, Wertschätzung und liebevoller Beziehung. Beide leiden unter kindlichen Traumatisierungen und unbewältigten sexuellen Konflikten. Beide – der sexsüchtige

Kunde und ebenso der Sexarbeiter – suchen über die sexuelle Transaktion Gefühle von Annahme, Attraktivität, Erfolg, Macht und Rache.

Beziehungskollusion

Die Verstrickung zwischen Sexarbeitern und Kunden strebt in den Opfer-Täter-Retter-Zyklen nach Wiederholung. In dieser Begegnung findet ein Zusammenspiel in polarisierten Rollen statt, das bei beiden das ungelöste Beziehungs- und Sexualitätsthema berührt. Der Sexsüchtige sucht die Fleisch gewordene Realisierung seiner Phantasien, die der Sexarbeiter gegen Bezahlung für ihn simuliert. Der Sexarbeiter wird durch den Kunden vorübergehend erlöst von Gefühlen der Wertlosigkeit und Unattraktivität, was ihm auch die Menge des eingenommenen Geldes beweist. Fachleute sprechen dabei von einer Beziehungskollusion zwischen zwei Parteien.[49] Aber der eigentliche, zugrundeliegende Schmerz wird bei beiden durch die Transaktion bestenfalls betäubt, wahrscheinlich sogar eher vergrößert. Sexuelle Traumatisierungen werden wiederholt. Schuld- und Schamgefühle kommen auf (die jedoch nicht immer wahrgenommen werden). Die früher in der Prostitution tätige Alice Frohnert sieht es so: Die Sexarbeiterin hat für den Kunden die Funktion einer Therapeutin oder Ärztin. Ihre Arbeit ist symbolisch mit der Operation eines entstellten Unfallopfers zu vergleichen: Sie tut etwas, was sie im Grunde anekelt, aber sie macht es trotzdem, um dem Mann zu helfen, »dass er sich organisch besser fühlen kann«.[50]

Deep Throat war einer der ersten hard-core Sexfilme überhaupt. Er wurde 1975 in den USA für 25 000 Dollar produziert und spielte weltweit 50 Millionen Dollar ein. Linda Lovelace, die weibliche Hauptdarstellerin in diesem Film, sagte später über ihre Rolle: »Ich war keine freiwillige Teilnehmerin. Ich war ein Opfer dieses Films. Immer wenn mich jemand in diesem Film sieht, sieht er, wie ich vergewaltigt werde.«[51]

Ursachen

Psychische, soziale und biologische Faktoren spielen bei der Entwicklung der Sucht eine Rolle. Auch bei der Sexsucht gibt es differenzierte Modelle, die den unterschiedlichen Einflussfaktoren und ihren Wechselwirkungen Rechnung tragen. Es sind letztlich das Zusammenspiel der verschiedenen, dysfunktionalen Entwicklungs- und Sozialisationsbedingungen im Leben eines Menschen und seine Verarbeitungsmöglichkeiten, die zu einer besonderen Anfälligkeit für die Entwicklung einer Sexsucht führen.

Psychische Faktoren und Sozialisation

In diesem Kapitel werden die Lebensumstände, die einer Sexsucht zugrunde liegen können, näher beleuchtet. Wenngleich sich keine spezifischen Merkmale oder gar Stereotypien herausschälen lassen, fällt auf, dass bestimmte Faktoren und Konstellationen in den Lebensgeschichten Sexsüchtiger überzufällig oft auftauchen. Die Lebenssituation der Betroffenen in ihrer Kindheit, das Verhältnis zu ihren primären Bezugspersonen und die Bedeutung, die Sexualität und Sensualität in den Herkunftsfamilien zugemessen wird, spielen erwartungsgemäß eine große Rolle.

Familienklima

Auf das allgemeine Familienklima und die eigene Rolle in der Familie angesprochen, sagt Lore: »*Ich habe mich immer als Sündenbock und schwarzes Schaf der Familie gefühlt. Ich wurde sehr ausgenutzt. Schon als Kind musste ich das Haus sauber halten, kochen, mich um den Garten kümmern und ab und zu noch im Geschäft meiner Eltern helfen. Wenn meine Cousine keine Lust hatte, Hausaufgaben zu machen, dann musste ich deren Aufgaben auch noch erledigen. Es war keine schöne Zeit für mich.*« – Rosalinde berichtet: »*Ich habe mir als Kind mit*

Bleistift schwarze Ränder um die Augen gemalt. Ich bin aus dem Haus gegangen in der Hoffnung, dass jemand sieht, wie schlecht ich aussehe, und mich da raus holt.« – *»Mein Kindheitsthema war, dass ich mich ständig zurückgewiesen fühlte«*, erzählt Roberta. *»Das hat mich sehr verletzt. Mein Vater hat gesagt: Du störst, geh zu Mama. Mama war gerade am Kochen und hat gesagt: Geh zu deiner älteren Schwester. Meine Schwester wollte mich schon gar nicht haben. Sie hat mich aus Eifersucht abgelehnt und mich zu meinem ältesten Bruder geschickt. So kam es, dass ich meistens bei ihm war. Er hat mich gerne geknebelt und gefesselt und geschaut, wie viel ich aushalte.«*

»Meine Mutter war alkoholabhängig«, berichtet Gerda. *»Ich wurde außerehelich gezeugt, was mir meine Mutter aber verschwieg. Kurz vor meiner Geburt hatte mein Stiefvater versucht, sich umzubringen. Es gab viel Streit und Beschimpfungen. Meine Mutter hat mich gehasst. Ich war blond und meine Mutter und mein Stiefvater waren sehr dunkel. Meine Mutter sagte: Du siehst aus wie dein Vater. Die wollten mich einfach nicht.«* – Achim erzählt: *»Meine Mutter und meine Großmutter haben beide getrunken. Wenn meine Oma betrunken war, hat sie mich geschlagen und gewürgt. Obwohl meine Eltern und Großeltern im gleichen Ort wohnten, bin ich bei meinen Großeltern aufgewachsen. Meine Oma hat durchgesetzt, dass ich bei ihr bleibe. Meine Mutter ist ungewollt mit mir schwanger geworden und meine Oma hat es als eine schlimme Schande für die Familie angesehen. Sie hat viel Alkohol getrunken. Schon von klein auf war es meine Aufgabe, die Oma vom Trinken abzuhalten. Später musste ich das Gleiche bei meiner Mutter tun.«* – *»Bei mir waren beide Elternteile gewalttätig«*, sagt Johann, *»total unberechenbar. Mein Vater war ein Tretminenfeld. Ich konnte nie sicher sein.«* – Aline erzählt: *»Meine Eltern waren vermögend. Ich wurde immer sehr schön angezogen. Sie haben mich auf ein teures Schweizer Internat geschickt, damit ich eine Dame werde und eine gute Partie mache. Meine Mutter wollte immer, dass ich jemand Adeligen heirate, am besten einen König.«*

Diese Beschreibungen lassen sich beliebig fortsetzen. Die Familienatmosphären sind u. a. von Kälte, Ablehnung, Überforderung, Unberechenbarkeit, Verwöhnung, Leere und Sucht bestimmt. Es sind dysfunktionale Familien. Offensichtlich fehlen die Freude der Eltern an ihren Kindern und die Fähigkeit, das Kind altersgemäß zu umsorgen und zu fördern. So werden die Kinder schon früh ihrer Kindlichkeit beraubt.

Wie Jungen in dysfunktionalen Familien aufwachsen

Das Verhältnis zu den Eltern ist ein zentrales entwicklungsförderndes oder -hemmendes Moment in der Kindheit. Bei dem Thema der süchtigen Sexualität ist es interessant zu sehen, wie sich die Beziehungen zum gleich- und auch zum gegengeschlechtlichen Elternteil gestalteten. *»Ich hatte zu meiner Mutter immer eine sehr enge Beziehung«*, erzählt Andreas. *»Ich denke auch, dass ich ihr Lieblingskind war. Ich hatte eine sehr körperliche Beziehung zu ihr, habe auf ihrem Schoß gesessen und geschmust. Meine Mutter hatte mich zum Schlafen oft ins Ehebett geholt. Ich habe als Kind schon gefühlt, dass sie mich holt, damit mein Vater sie in Ruhe lässt. An die Beziehung zu ihm erinnere ich mich kaum. Es ist so, als sei er nie da gewesen.«* – *»Bei uns in der Familie waren die Männer schwach. Meine Oma hat meinen Opa die Treppe runtergeschmissen, dann das Fenster aufgemacht und laut rausgeschrien: Hilfe! Mein Mann schlägt mich«*, erzählt Roman. – *»Das Besondere an meiner Kindheit«*, berichtet Helmut, *»war ein sehr warmes, nahes, ja symbiotisches Verhältnis zu meiner Mutter. Sie ist überfürsorglich und schonend mit mir umgegangen. Mein Vater hingegen war mir fremd.«* – Erich beschreibt es so: *»Meine Eltern haben sich viel gestritten, als ich klein war. Es gab keine körperliche Gewalt oder ähnliches, aber immer Streit. Ich war sehr schüchtern und verklemmt und stand in einer sehr engen Beziehung zu meiner Mutter. Sie hat mir immer gesagt, ich solle ja nicht so werden wie mein Vater, vielmehr lieb und sensibel sein. Als er einmal eine Affäre mit einer anderen Frau hatte, weinte sich meine Mutter bei mir aus. Ich war damals 14 Jahre alt und sagte ihr: Ich bring ihn um.«*

In jedem dieser Beispiele lebte der Vater in der Familie. Prinzipiell hatten die Jungen also die Möglichkeit, eine positive Beziehung zu ihm aufzubauen. Dazu kam es aber nie. Die enge, manchmal verwöhnende Beziehung zur Mutter nahm einen Exklusivcharakter an. Zu ihr entwickelt der Sohn oft eine starke Abhängigkeit. Der Vater bleibt randständig, wird eher abfällig behandelt und emotional ausgeschlossen. Die Söhne bekommen dabei verschiedene Rollen zugewiesen: Sie schützen die Mutter vor dem Vater oder werden gar zum Rächer. In inzestähnlicher Weise werden sie für die Mutter zum Partnerersatz. Manchmal pflanzt die Mutter schon früh in ihren Sohn den Gedanken ein, dass er etwas ganz Besonderes ist. Auf jeden Fall soll aus ihm einmal etwas Besseres werden als aus seinem Vater, von dem die Mutter enttäuscht ist. Dabei überträgt sie unbewusst ihre eigenen Wünsche nach Liebe und Anerkennung auf ihren Sohn.

Dies kann fatale Folgen für einen Sohn haben: Die Rolle, die ihm zugewiesen wird, überfordert ihn gründlich. Kein Kind kann für einen Erwachsenen Partnerersatz sein. So wird eine positive Identifikation des Sohnes mit seinem Vater verhindert. In der männlichen Welt kann er innerlich nicht heimisch werden. Nur die weibliche Welt, die allein von seiner Mutter verkörpert wird, hält ihn für etwas Besonderes! Dazu steht das Eigenerleben des später Süchtigen oft im deutlichen Kontrast: Er selbst erlebt sich eher als zurückgezogen, kontaktscheu und unmännlich und findet nur schlecht den Bezug zu Gleichaltrigen. Das schafft eine Distanz, die nur in der Phantasie mühelos überbrückt werden kann: Hier kann er der Größte sein und die ganze Welt retten, auch wenn die Wirklichkeit anders aussieht.

Wie Mädchen in dysfunktionalen Familien aufwachsen

Bei weiblichen Sexsüchtigen findet man eine andere, aber vergleichbare Konstellation.

Beispiel Aline: Ihre Mutter war alkoholabhängig und behandelte ihre Tochter wie eine Puppe: Sie zog sie hübsch an und schickte sie auf ein Internat in der Schweiz, damit sie gute Manieren lernt und später einen König heiraten kann. Ihren leiblichen Vater lernte Aline nie kennen. Ihr Stiefvater verging sich an ihr. – Anna erzählt die folgende Geschichte: »*Von meiner Mutter habe ich nicht viel Zuwendung erhalten. Sie hat mir mal ganz stolz gesagt, dass sie mich als Baby drei Nächte lang hat durchschreien lassen, dann sei ich von selbst still gewesen. Meinen Vater habe ich erst richtig kennen gelernt, als ich zehn Jahre alt war. Da kam er aus der Kriegsgefangenschaft zurück. Er war für mich ein fremder Mann und sehr streng. Wenn ich nicht alles gegessen habe, hat er mich geschlagen oder mich ins Zimmer eingesperrt. Außer Schlägen gab es keinen Körperkontakt bei uns. Ich habe unter meinem Vater gelitten, aber auch sehr an ihm gehangen. Zu sagen hatte er nicht viel gehabt in unserer Familie. Meine Mutter hat alles bestimmt. Sie stand zwischen mir und meinem Vater. Von mir hat sie nicht viel gehalten, obwohl ich in der Schule die besten Noten hatte. Mein Bruder durfte studieren, aber ich durfte nur ein Handwerk lernen. Meine Mutter hat mich sehr viel helfen lassen im Haushalt. Ich war das Aschenputtel.«* – Heide erzählt: *»Meine Mutter hat mich machen lassen, was ich wollte. Sie hat mir keine Grenzen gesetzt, sondern mir alles erlaubt und auch alles geglaubt. Ich habe sie verachtet, weil sie ohne Grund blind auf mich losgeschlagen hat. Mein Vater hatte immer einen Grund zur Strafe. Vertrauen konnte ich meinen Eltern nicht. Ich habe auch nie gesehen, dass sie sich mal in den Arm genommen oder Händchen gehalten haben. Vielleicht ist es ja symbolisch: Die Hände meiner Mutter waren immer kalt, die von meinem Vater immer warm.«*

Alines Mutter behandelt ihr Kind wie ein kleines süßes Objekt: Sie interessiert sich primär für das Äußere der Tochter. Diese Kinder können im späteren Leben durchaus sehr erfolgreich sein, in ihrem Inneren fühlen sie sich aber oft leer und wenig liebenswert. Annas Mutter ist emotional roh zu ihrer Tochter: Sie benachteiligt und überfordert sie, ja, sie beutet sie regelrecht aus. Diese Mütter werden von ihren Töchtern als kalt, unbeteiligt, abweisend, ausbeuterisch oder feindselig beschrieben. Sie bieten ihnen keinen emotionalen Schutz und sorgen nicht angemessen für die Bedürfnisse ihrer Töchter. Zu den Vätern bestand meist ein etwas besseres Verhältnis. In den Beispielen bleiben die Töchter zu ihren Müttern distanziert und sehnen sich nach ihren Vätern. Wenn der Vater quasi für die Mutter einspringt und die Erfüllung aller emotionalen Bedürfnisse der Tochter übernimmt, kann die Beziehung zum Vater die zentrale Elternbeziehung für die Tochter werden. Zwischen

Vater und Tochter können dann manchmal verdeckte oder offene inzestuöse Beziehungen entstehen, insbesondere wenn sich die Eltern emotional oder auch sexuell voneinander zurückgezogen haben. Die Situation der Mädchen ähnelt dann der der Jungen: Eine partnerschaftsähnliche Beziehung hat sich zum gegengeschlechtlichen Elternteil aufgebaut, während die wichtige Identifikation mit dem gleichgeschlechtlichen Elternteil nur schlecht gelingt.

Die Familien Sexsüchtiger scheinen von Extremen geprägt zu sein. Viele Eltern haben offensichtlich ein Selbstwert- oder Suchtproblem, was auch ein Hinweis auf deren eigene belastete Kindheit ist. Die Partnerbeziehungen der Eltern wirken distanziert und beladen. Manche werden als feindselig beschrieben, aber das Nebeneinanderherlaufen der Partner, eine Ehe ohne innere Verbundenheit, ist das häufigere Bild. Die daraus resultierende Unzufriedenheit der Eltern erschwert angemessene Reaktionen im Umgang mit den Kindern. Im Kontrast dazu fällt auf, wie wichtig es in diesen Familien ist, nach außen normal und erfolgreich zu erscheinen. »*Nach außen waren wir immer eine feine Familie. Die Tochter macht Abitur, lernt ein Instrument, macht Konzerte, wir waren eine brave tolle Familie*«, kommentiert Caroline.

Grenzen

Auch die Grenzsetzungen in diesen Familien sind von Extremen gezeichnet: Entweder fehlten die Grenzen ganz, wie in der Geschichte von Heide, oder sie wurden zu rigoros und hart gesetzt. Heftige emotionale Ausbrüche und körperliche Züchtigungen waren die Folge: »*Meine Mutter hat mit dem Staubsaugerrohr, dem Teppichklopfer oder mit dem Kochlöffel blind auf mich eingeschlagen. Sie war gar nicht mehr bei Sinnen. Mein Vater hat selten geschlagen, aber wenn, dann hat er mich arg verprügelt*«, sagt Gerlinde. – »*Meine Mutter hat öfter geschlagen als mein Vater. Der Vater war nur ihr Gehilfe, wenn sie mit ihren Prügeleien nicht mehr durchkam. Sie hat mit dem Kochlöffel wild auf uns eingedroschen. Einmal wurde meine Schwester bewusstlos geschlagen*«, erzählt Amanda.

Der extreme Umgang mit Grenzen bestimmt auch das Bild im Bereich Sensualität und Sexualität. Manchmal herrschen starre und strenge moralische Normen mit körperfeindlichen Regeln vor: Die Eltern berühren weder ihre Kinder noch einander, wenn die Kinder anwesend sind. Auch freundschaftliche Berührungen fehlen oft ganz. Das Thema Sexualität wird komplett verschwiegen und tabuisiert. Die andere Seite: Ein Elternteil hält kaum Grenzen gegenüber den Kindern ein. Dabei vereinnahmt es ein Kind z. B. für seine eigenen Bedürfnisse nach körperlicher Nähe. In manchen dieser Familien schien ein ständiges sexuelles Fluidum im Raum zu sein. Auffällig war auch, dass viele Betroffene in die intimen Details des Sexuallebens ihrer Eltern eingeweiht waren, wie Anja berichtet: »*Im Nachhinein betrachtet würde ich sagen, dass bei uns zu Haus eine sehr lüsterne Atmosphäre herrschte. Meine Mutter hat sehr viele Liebesgeschichten gelesen. Das waren so Quälgeschichten. Da ging es um Folterungen durch Liebhaber. Die Frauen wurden eingesperrt und gequält.*« Heiko erzählt: »*Meine Mutter hat immer verächtlich über Sexualität geredet. Sie hat meinem Vater vorgeworfen, dass es ihm nur darum ginge, zum Höhepunkt zu kommen.*«

Überforderung

Ein weiteres Charakteristikum der Familien Sexsüchtiger ist der außergewöhnlich hohe Anspruch, z. B. im Leistungsbereich, den die Eltern an ihre Kinder stellen. Gleichzeitig lassen sie eine altersgemäße, angemessene Förderung und Unterstützung vermissen. Die Eltern geben große Ziele und hehre Ideale vor, ohne dass bei ihren Kindern entsprechende Möglichkeiten bestehen oder Mittel zur Verfügung gestellt sind. Oftmals handelt es sich dabei um Ziele, die die Eltern selbst nicht erreicht haben. In jedem Fall resultiert daraus eine Überforderung, die zu mangelndem Selbstvertrauen und Minderwertigkeitsgefühlen führt. Ein Beispiel haben wir schon bei Aline kennen gelernt, die unbedingt einen Adeligen heiraten sollte. Theodor erzählt: »*In der Grundschule war ich ein guter Schüler. Meine Mutter bestand darauf, dass ich aufs Gymnasium gehe. Das war eine frustrie-*

rende Erfahrung. Ich fühlte mich überfordert. Meine Mutter hat ab und zu mit Selbstmord gedroht, wenn ich mal schlechte Noten geschrieben habe. Sie hat mich damit ziemlich unter Druck gesetzt. Es war eine Horrorzeit für mich.« – »Meine Mutter meinte immer, ich hätte noch ein bisschen besser sein können. Sie musste putzen gehen und wollte, dass ich es mal besser habe als sie. Deshalb durfte ich aufs Gymnasium. Dort war ich Zweitbester oder Drittbester in der Klasse. Aber das hat nichts gegolten bei ihr. Sie hat mich nie gelobt. Sie hat immer nur gefragt, warum ich nicht der Beste bin«, sagt Hans-Michael.

Aus den Bruchstücken, die hier zusammengetragen wurden, entsteht schon ein bestimmtes Bild von den Familienverhältnissen, in denen Sexsüchtige oft aufwachsen sind: Das familiäre Klima, die Extrempositionen, die oft geherrscht haben, oder das Grenzen verletzende Verhalten bilden dabei gewisse Gemeinsamkeiten. Auch ist es auffällig, dass sexsüchtige Männer öfter in einem zu engen Verhältnis zu ihren Müttern gelebt haben, während sexsüchtige Frauen eher in großer innerer Distanz zu ihnen standen. Diese Themen werden im Weiteren nochmals aufgegriffen.

Grundlagen einer gesunden Entwicklung

Das wirft die Frage auf, welche Beziehung zwischen Eltern und Kindern angemessen ist: Welche Grundvoraussetzungen und Bedingungen sind für eine gesunde Entwicklung notwendig? Aus der Bindungsforschung,[52] die die Beziehung zwischen Eltern und Kindern untersucht, wissen wir, dass eine sichere, nahe Beziehung zu einem liebevollen Erwachsenen zentral für den Säugling ist, damit er sich körperlich, psychisch und sozial gesund entwickelt. Das Kind muss sich in der Welt willkommen fühlen. Das kindliche Bindungsverhalten wird durch die Fürsorge der Erwachsenen, das so genannte Bonding, beantwortet. Das Kind entwickelt aus diesem konstanten Beziehungsangebot heraus in den ersten eineinhalb Jahren seines Lebens das Urvertrauen.[53] Über die Kommunikation mit seinen Bezugspersonen erfährt es Nähe, Wärme und Geborgenheit. Über die Erfüllung seiner Grundbedürfnisse baut es eine feste und starke Beziehung auf.

In dieser frühen Entwicklungsphase ist das Kind symbiotisch an die Mutter bzw. an seine wichtigste Bezugsperson gebunden. Es nimmt nur sich selbst wahr. Soweit wir wissen, betrachtet es anfangs auch die Mutter als Teil von sich selbst. Und es erlebt sich als mächtig, denn es bekommt alles, was es will: Wenn es Hunger hat, gibt die Mutter ihm zu essen; wenn es friert, wird es gewärmt und wenn es schreit, wird es beruhigt. Ursache und Wirkung kann es natürlich nicht zuordnen. In dieser frühen Altersstufe fühlt sich ein Kind als Mittelpunkt der Welt. Es entdeckt zudem das Lustvolle am eigenen Körper und sich selbst als Liebesobjekt. Das ist eine normale narzisstische Durchgangsphase.

Nach dieser engen Bindungsphase entwickelt sich eine gegenläufige Tendenz. Das Umfeld des Kindes erweitert sich. Es kommt zunehmend mit Gleichaltrigen und anderen Bezugspersonen in Kontakt. Es erfährt sich als ein Mensch unter vielen und übt seine sozialen Fertigkeiten. Dabei löst sich der narzisstische Lust- und Liebesbezug zugunsten einer zunehmenden Liebes- und Beziehungsfähigkeit zu anderen auf. Bis zum Erwachsenenalter wird parallel dazu ein schrittweiser Ablösungs- und Trennungsprozess von den Eltern in Gang gesetzt. Mit jedem Entwicklungsschritt des Kindes entstehen neue Grenzen zwischen Eltern und Kindern. Am Abschluss der Entwicklung steht die Eigenständigkeit, die Individuation, die auch die Fähigkeit zur sexuellen Beziehungsaufnahme mit einschließt.[54]

Betrachtungen einer gestörten Entwicklung

Aber was passiert, wenn es zu Entwicklungsstörungen in der Kindheit kommt? Welches sind mögliche Folgen?

Angst: Wenn es in der frühen Kleinkindphase nicht zur Ausbildung des Urvertrauens kommen konnte, wird die Beziehung zu sich und anderen beeinträchtigt. Wenn seine Bedürfnisse nicht die nötige Beachtung finden oder zurückgewiesen werden, kann ein Kind schon früh mit Verlassenheits- und Einsamkeitsgefühlen in Kontakt kommen, die Angst und Schmerz in ihm hervorrufen.

Scham: Beim Kind kann ein Gefühl entstehen, dass es unerwünscht oder überhaupt verkehrt ist. Es erlebt sich als unzulänglich oder nicht gewollt. Irgendetwas muss an ihm nicht stimmen, denkt es. Ein kleines Kind wird unbewusst die Ursache dafür immer bei sich selbst suchen: Wenn es die elterlichen Forderungen nicht erfüllt, beweist das nur sein Fehlverhalten; wenn es von den Eltern herabgesetzt, beschimpft oder geschlagen wird, ist das nur eine Bestätigung seines negativen Selbstbildes. Es erlebt sich dann als schlecht und böse und fängt an, sich seiner zu schämen. Dies ist der Anfang einer seelisch verkrüppelnden Scham.

Phantasie: Innerlich bleibt dies aber nicht unwidersprochen. Auch wenn die kindlichen Bedürfnisse nur unzulänglich erfüllt werden, verschwinden die Wünsche nach Geborgenheit, Annahme und Bestätigung nicht einfach. Der Mangel verursacht einen Schmerz im Kind, der Trost verlangt. Dafür greift es – auch wenn es immer älter wird, selbst als Erwachsener – oftmals auf die ganz frühen Kindheitswünsche zurück, die noch aus der narzisstischen Übergangsphase stammen. Es ist der Versuch, das Baby-Gefühl »Mittelpunkt der Welt« zu sein, doch noch nachzuholen: endlich doch zu erreichen, dass es willkommen ist auf dieser Welt! Als schon etwas älteres Kind kann es jetzt Phantasien produzieren, die den Schmerz betäuben können. Gerade wenn es Verletzungen oder Herabsetzungen erfährt, helfen die Phantasien, groß, stark und anerkannt zu sein, über den Schmerz hinweg. Diese narzisstischen Ersatzgefühle binden die für das Kind bedrohlichen Aggressionen, z. B. gegen seine Eltern, und kompensieren die Angst und die Verlassenheitsgefühle, denen das Kind real ausgeliefert ist. Auch die Lustbezogenheit allein auf den eigenen Körper gehört dazu. Mangelhafte Bindungserfahrungen führen tendenziell zu einer verfrühten Aktivierung des sexuellen Verhaltensystems.[55] Die sexuelle Lust bekämpft den inneren Schmerz und gibt Trost.

Wenn ein Kind zufällig auf ein Verhalten trifft, von dem es merkt, dass es ihm einen Schmerz erspart oder ihm Macht gibt, dann ist die Chance groß, dass es dieses Gefühl wieder und wieder suchen wird. Es ist eine von vielen Strategien, die Aufmerksamkeit auf sich zu lenken und die Verletzbarkeit den Eltern gegenüber zu mindern.[56] Das Phantasieleben der kindlichen Sexualität leitet so einen verfrühten Unabhängigkeitsprozess des Kindes von den elterlichen Personen ein, die ihm das, was es braucht, nicht geben können. Der Psychoanalytiker Fritz Riemann schreibt: »Je ärmer ein Leben an echter Geborgenheit, je ärmer an ganzheitlichen Leibeserfahrungen, umso eher wird sich die Liebesfähigkeit immer mehr an nur sexuell einmal erlebte, fragmentarische Lusterlebnisse und Triebbefriedigungen heften.«[57]

Eltern

Die Qualität der Elternbeziehung ist von großer Bedeutung. Die Mutter-Sohn-Bindung ist oftmals unangemessen intensiv und eine Art Notgemeinschaft in einer dysfunktionalen Familie, die beiden Seiten Halt und Trost spendet. Aber sie überfordert das Kind und gefährdet die notwendige innere Ablösung von der Mutter und ihren Wertvorstellungen. Der Vater steht oft als ausgleichende Kraft nicht zur Verfügung. Er wirkt bedrohlich, schwach oder abwesend, was eine positive Identifizierung mit ihm kaum zulässt. Der Sohn bildet als Folge eine fragile männliche Identität aus, oft verbunden mit starken Hemmungen und geringem Selbstvertrauen. Er fürchtet sich vor Frauen und ihrer Macht, obgleich er ständig ihre Nähe sucht. Eine partnerschaftliche Liebesbeziehung aufzubauen, wird dadurch natürlich erschwert. Es kann eine Neigung entstehen, Abhängigkeitsbeziehungen einzugehen, in denen er sich – ähnlich wie in seiner eigenen Mutter-Kind-Erfahrung – als schwach erlebt.

Bei den weiblichen Sexsüchtigen hingegen scheint die Identifizierung mit der eigenen Mutter kaum zu gelingen. Weder als Partnerin noch als Mutter nimmt sie eine angemessene Vorbildfunktion ein, was die weibliche Identitätsfindung der Tochter erschwert. Die kompensatorische Beziehung zum Vater – manchmal in einer Partnerersatzfunktion – kann den Mangel nicht ausgleichen. Im Erwachsenenalter kommt bei beiden Geschlechtern in den zwanghaften Eroberungen der unbewusste Wunsch zum Ausdruck, wieder in die vertraute Nähe des anderen Geschlechts zu gelangen.

Überforderung, Rebellion und Scham

In dysfunktionalen Familien werden überhöhte Anforderungen an die Kinder gestellt. Sie sollen und wollen den Idealvorstellungen der Eltern entsprechen. Tun sie es nicht, bricht bei den Eltern schnell eine Welt zusammen. Mit der Zeit verinnerlichen Kinder die in der Familie geltenden Normen. Jetzt reagieren sie selbst mit Entmutigung und Selbstzweifeln, auch bei unbedeutenden Fehlschlägen. Immer wieder wird der Betroffene nach Misserfolgen auf sich zurückgeworfen und fühlt sich minderwertig und ohnmächtig, die familiären Ideale zu erreichen. Die Folgen: Einerseits verstärkt jeder Misserfolg die krankmachenden Schamgefühle und das negative Selbstwertgefühl, das bis zum Selbsthass reichen kann. Andererseits aber wird ein innerer Widerstand gegen die Familiennormen ausgelöst, eine Art Rebellion, die aber meist im Stillen und Verborgenen abläuft. Das Rebellische ist ein verzweifelter Autonomieversuch in einer ausweglosen Situation. Das Kind erlebt jetzt eine innere Zerreißprobe, es tanzt auf zwei Hochzeiten gleichzeitig. Einerseits versucht es weiterhin, die verinnerlichten Gebote der Eltern zu erfüllen. Andererseits wird der kindlich rebellische Bereich, den es in sich erschlossen hat, zunehmend mit schmerzlindernden Gefühlen gefüllt, die ihm das Verbotene, Geheime und Sexuelle geben. Das sexsüchtige Ausagieren bedient beide Seiten: In der Sexualität kommt einerseits das Rebellische voll zur Geltung. Und andererseits werden – als eine Art von Sühne – die elterlichen Gebote doch noch erfüllt: Die Angst vor der Entdeckung, die Scham- und Schuldgefühle sind Beweise dafür. So wird beiden Seiten Rechnung getragen. Auch in dem Doppelleben, das manche Sexsüchtige führen, wird der Wunsch deutlich, beiden Ansprüchen gerecht zu werden.

Das sexsüchtige Ausleben erlöst den Betroffenen eine Zeit lang von den unerfüllbaren inneren Anforderungen an sich selbst, die Schamhemmung fällt weg, und er hat Zugang zu Gefühlen und Fähigkeiten, die ihm sonst versperrt sind. Da seine sexuellen Verhaltensweisen aber nüchtern betrachtet oft gegen sein eigenes Gewissen verstoßen, verstärken sie seine ohnehin schon übermäßigen Schamgefühle. Deshalb wird die Sexsucht auch als Schamkrankheit angesehen.

Bindungswünsche

Kontaktstörungen und Sozialängste sind oftmals ein auslösender, aber auch ein unterstützender Faktor der Sexsucht: Sex ersetzt die fehlenden Beziehungen. Die begrenzten Entwicklungsmöglichkeiten in den Herkunftsfamilien beschränken die Kommunikations- und Kontaktfähigkeiten. Fehlendes Urvertrauen, Hemmungen, Ängste und geringes Selbstwertgefühl behindern positive, emotional offene Kontakte zu anderen. Oftmals kann sich der Betroffene gar nicht vorstellen, dass ihn jemand liebenswert findet, gut zu ihm ist oder für ihn sorgt. Aufgrund der schlechten Vorerfahrungen und der fehlenden Vorbilder werden Kontakte daher gemieden, oder es tritt eine tiefe Ambivalenz gegenüber den eigenen Kontakt- oder Bindungswünschen ein. Sehnsucht und Misstrauen halten sich dann die Waage: Dem Wunsch nach Nähe und Annahme steht die Angst vor Vereinnahmung, übergriffigem Verhalten oder Ablehnung gegenüber.

Groll

Aus der inneren Ausweglosigkeit heraus kann sich als Ersatzgefühl ein offener oder verdeckter Groll gegen andere entwickeln. Dieser Groll steckt voller Auflehnung und Ablehnung. In ihm verbirgt sich gleichermaßen Vernichtungsangst und der Wunsch, sich zu behaupten. Zugleich ist in ihm aber auch die Angst verborgen, sich anderen gegenüber nicht durchsetzen zu können.

Grenzen und Familienmodelle

In Familien wird mit Grenzen sehr unterschiedlich umgegangen, man unterscheidet rigide, strukturierte, flexible und chaotische Familienmodelle. In Familien Sexsüchtiger scheinen vor allem das rigide und das chaotische Modell vorzuherrschen. Rigide Familien folgen einem autoritären Entscheidungsstil mit klar zugewiesenen Rollen und strikten Regeln. Chaotische Familien hingegen zeigen eine unberechenbare und ineffektive Führungsstruktur, die zu impulsiven Entscheidungen, widersprüchlichen Regeln und Vertauschung der Eltern-Kind-Rollen führt.[58]

Natürlich sind Familien nicht in allen Bereichen durchweg der gleichen Kategorie zuzuordnen. Oft kommt es zu Mischformen, wobei dysfunktionale Familien häufig aus einer Mischung von rigiden und chaotischen Strukturen bestehen. So können die Familiengrenzen nach außen rigide und abgeschlossen sein, während sie nach innen durchlässig und grenzenlos sind. Nach außen ist man beispielsweise um Glanz oder zumindest Normalität bemüht, während es innen chaotisch und übergriffig zugeht.

Sowohl zu lockere als auch zu feste Grenzen können psychische Störungen begünstigen. Zu offene Grenzen begünstigen Übergriffe im emotionalen, körperlichen, sexuellen und religiösen Bereich. Kinder aus diesen Familien entwickeln wenig Gespür für ihre eigenen Grenzen.

Bei zu festen Grenzen werden die Kinder zu früh auf sich allein gestellt. Die autoritären Strukturen in rigiden Familien erzeugen starke Autoritätsängste. Manchmal wird die Grenzziehung von den Elternteilen auch nicht einheitlich gehandhabt, was Kinder zusätzlich verwirrt.

Das Konzept der Grenzen bietet ein besseres Verständnis für die Verhältnisse in den Familien Sexsüchtiger. Es macht deutlich, warum Betroffene so viele Unsicherheiten zeigen, sich anderen Menschen zuzuwenden bzw. sich abzugrenzen. Es bietet aber auch therapeutische Konsequenzen und kann dazu beitragen, dass Betroffene das Neinsagen lernen und sich selbst und anderen gegenüber gesunde Grenzen setzen. Robert Bly, der Autor von *Eisenhans*, formulierte dazu: »Ein Mann ist dann zum Mann geworden, wenn es ihm gelingt, den Körper das machen zu lassen, was er nicht möchte.«[59] Das bedeutet für das Thema Sexsucht: Wenn ein Mann aus lauter Lust hinter jedem sexuellen Reiz herlaufen muss, dann hat er seinen Körper nicht im Griff, sondern der Körper macht mit ihm, was er will. (Das gleiche gilt natürlich auch für Frauen.)

Biologische Faktoren

Die körperlichen Vorgänge, die bei der Entstehung und Aufrechterhaltung von Sexsucht eine Rolle spielen, sind noch nicht geklärt. Gleichzeitig hat es in den letzten Jahren – auch durch neue Untersuchungsmethoden wie die Tomographie (SPECT) – eine Vielzahl von Forschungsergebnissen gegeben, die wertvolle Erkenntnisse, insbesondere zum Gehirnstoffwechsel, erbracht haben. Es ist die Balance der Chemie von Hunderten von Botenstoffen wie Hormone oder Neurotransmitter in den verschiedenen Zentren und Bahnen, die im Gehirn Botschaften übermitteln, Stimmungen erzeugen, Aktivität, Motivation sowie Temperament steuern. Dabei deutet vieles darauf hin, dass Sex, Sucht und Trauma in bestimmten Hirnarealen über verschiedene Verbindungsleitungen und Botenstoffe in einem Zusammenhang stehen. Über komplizierte Abläufe werden sie durch Stimulierung und Hemmung bestimmter Hirngebiete sowie Wechselwirkungen und Rückkoppelungen in Regelkreisläufen und dominoartigen Funktionsabläufen gesteuert.

Sexueller Trieb

Die Sexualität ist ein starker Trieb, im Vergleich zu anderen Trieben wie Hunger und Durst kann er sogar einen bevorzugten Platz einnehmen. In Tierversuchen wählten Ratten, die eine Woche lang kein Futter bekommen hatten, unter bestimmten Bedingungen zuerst Sex und dann erst das Fressen. Sex kann sogar starken Suchtstoffen vorgezogen werden. So bevorzugten hirnoperierte Ratten die elektrische Stimulation ihrer sexuellen Lustzentren vor der Heroingabe. Auch führte die ständige Selbststimulierung zu einer Vernachlässigung anderer Triebe wie Fressen und Trinken.[60]

Die sexuelle Funktion des Körpers entsteht aus einem komplizierten Zusammenspiel von zentralen und peripheren Steuerungsprozessen, die die sexuelle Erregung und Entladung in den Sexualorganen durch Ejakulation und Orgasmus herbeiführen. Ein wesentlicher Koordinierungspunkt und zentrale Kontrollinstanz liegt im Gehirn, und zwar im Hypothalamusbereich.

Aber in einem benachbarten, stammesgeschichtlich sehr alten Bezirk, dem limbischen System, befindet sich ebenfalls ein hoher Anteil von Rezeptoren für Sexualhormone. Dort sind alle Grundinstinkte des Menschen wie Antrieb, Hunger, Durst und Libido repräsentiert. Im limbischen System werden nicht nur triebbezogenes Verhalten, sondern auch allgemeine sensorische Wahrnehmungen, Emotionen und den Menschen erregendes, Stress erzeugendes Verhalten koordiniert und verarbeitet.[61] Dabei handelt es sich zum Beispiel um das das Überleben sichernde Kampf- und Fluchtverhalten, das mit der Auslösung von Wut und Angst verbunden ist. Über das limbische System breitet sich mantelartig das Großhirn bzw. der Cortex aus. In ihm werden die Triebe und Emotionen über Denken, Sprache und Vorstellung ausdifferenziert, moduliert und verarbeitet.

Botenstoffe

Bei der sexuellen Betätigung werden nicht nur Sexualhormone ins Blut ausgeschüttet, sondern auch Neurotransmitter im Gehirn wie Dopamin, Serotonin und endogene Opiate wie Endorphine und Enkephaline. Diese gehören zum cerebralen Belohnungssystem des Menschen und können unter anderem eine angstabbauende, schmerzstillende, Euphorie erzeugende Wirkung haben. Aber nicht nur beim Sex werden diese Stoffe ausgeschüttet: Neue Untersuchungen zeigen, dass beispielsweise Verliebtheit, gutes Essen, Musik und sogar der Anblick z. B. eines Sonnenunterganges oder eines schönen Menschen Lustgefühle hervorrufen können, die die gleichen Hirnregionen stimulieren wie Sex.[62] Ein kurzer Blickkontakt kann genügen, um ein kleines Feuerwerk in den Nervenzellen auszulösen.[63]

Stress und Trauma

Stress wird beim Menschen über einen Regelkreislauf von Gehirn und Nebennieren mithilfe von hormonellen Botenstoffen wie Cortisol und Adrenalin vermittelt. Anfälligkeiten des Systems, wie zum Beispiel eine verminderte Stresstoleranz, werden möglicherweise vererbt. Vieles deutet darauf hin, dass auch eine traumatische Kindheit physische Veränderungen im Stressverarbeitungssystem hinterlassen kann. So zeigen neuere Gehirnuntersuchungen, dass bestimmte Teile des limbischen Systems durch traumatische Erfahrungen angegriffen werden und dies zu einer minimalen, aber funktionell bedeutsamen Verkleinerung im so genannten Hippocampus (einem Teil des limbischen Systems) führen kann.[64] Da es dabei auch zu einer Art Entkopplung wichtiger Funktionsbereiche beider Hirnhemisphären kommt, bleibt ein Trauma unverändert und zeitlos gespeichert.[65]

Dies alles trägt zu einer Übererregbarkeit und Übersteuerung in den limbischen Strukturen des Gehirns bei und verstärkt die Aktivierung der Botenstoffe, die zum Dopaminsystem gehören. Diese können peripher u.a. mit einer verstärkten Ausschüttung von Adrenalin korrespondieren – einem Hormon, das Kampf- und Fluchtverhalten ermöglicht, also der Angst- und Traumabewältigung dient. Das bedeutet: Der Traumatisierte bringt seinen Körper in eine ständige Anspannung, um Traumaerinnerungen oder Verlorenheitsgefühle erfolgreich zu bekämpfen. Diese Anspannung – ein intensiver energievoller, aber innerlich unruhiger Zustand – kann durch eine Vielzahl von Handlungen und Ritualen erzeugt werden. Sie hilft abzulenken, indem sie den Fokus der Aufmerksamkeit verschiebt, bewirkt aber auch eine Art »Dauerflucht«.

Während der Betrachtung eines Pornofilms beispielsweise steigt der Adrenalinspiegel deutlich an. Und selbst Alltagsstress oder ein zu voll gepackter Arbeitstag führen zur vermehrten Adrenalinausschüttung. All das ermöglicht dem traumatisierten Adrenalin-Junkie, über seinen Gefühlen zu surfen. Er bricht erst ein, wenn er zur Ruhe kommt.[66]

Sucht

Neuere Forschungsergebnisse legen nahe, dass sich bei Süchtigen die Verarbeitungs- und Belohnungssysteme verändert haben. So werden Endorphine bei ihm wohl schneller abgebaut bzw. weisen einen nicht so nachhaltigen Effekt auf wie beim nicht Süchtigen. Das kann natürlich dazu führen, dass der Süchtige wiederum vermehrt die Ausschüttung dieser körpereigenen Drogen herbeiführen muss. Dabei kann das »limbische Suchtsystem« im Zentralnervensystem praktisch durch alle Sucht- bzw. Luststoffe aktiviert werden. Auch bei einem Videospiel wurde beispielsweise eine Dopaminfreisetzung festgestellt.[67] Diese Erkenntnisse mögen auch für das Verständnis der Mehrfachsüchtigkeit hilfreich sein.

Ein Beispiel

Was bedeuten diese Zusammenhänge für die Entwicklung und Aufrechterhaltung der Sexsucht? Ein Kind wächst unter schwierigen Lebensumständen auf, die seine seelischen Verarbeitungsmöglichkeiten überfordern. Vereinzelt kommt es zu Übergriffen, denen das Kind hilflos ausgeliefert ist. Aus genetischen Gründen ist sein Stressverarbeitungssystem möglicherweise besonders anfällig. Die traumatischen Erfahrungen überlasten und schädigen seinen biochemischen Apparat. Es entsteht eine Sensibilisierung und Übererregbarkeit in den limbischen Strukturen, die durch Ausschüttung von Neurotransmittern mit einer besonderen Angstbereitschaft verbunden sind. Von einem Freund bekommt das Schulkind heimlich ein Pornoheft gezeigt. Es ist fasziniert von dem Anblick und verspürt Aufregung und Angst. Dies entspricht u.a. einer Ausschüttung des Hormons Adrenalin. Ein halbes Jahr später fällt ihm zufällig ein anderes Pornoheft in die Hand. Dieses Mal ist das Kind allein. Es spürt die gleiche Mischung aus Angst und Erregung wie beim ersten Mal, aber jetzt betrachtet das Kind das Heft ausführlicher und erlebt vielleicht etwas Überwältigendes beim Anblick. Wenn die Betrachtung von Pornos in der Familie des Kindes als verboten gilt, steigert dies möglicherweise die Angst, aber auch die Erregung.

Bei Menschen, die später sexsüchtig werden, wird der Blick mit der Zeit lustvoll. Dies beruhigt die Angst für eine Zeit. Dadurch werden jetzt im kindlichen Gehirn die gleichen dominoartigen Funktionsabläufe wie beim Erwachsenen abgerufen. Jetzt kann es auch zur Ausschüttung körpereigener Opiate kommen. Vielleicht blättert das Kind bald gezielt in dem Heft, wenn es allein ist, um die intensiven und jetzt auch lustvollen und schmerzstillenden Gefühle in sich wieder und wieder auszulösen. Dies kann mit einer Art Trance verbunden sein – ein Verweilen im (limbischen) Gefühlssystem, das alles vergessen macht unter weitgehender Ausschaltung des Realitätsbewusstseins. Das Kind kann die löschungsresistenten schlimmen Gefühle, die eigentlich seine Kindheit ausmachen, nun zeitweise ausblenden und abspalten.

Wenn es dies einige Male getan hat, ist das Kind in die Phase der Selbststimulation eingetreten. Es entdeckt zunehmend andere Quellen, die das gleiche Gefühl in ihm erzeugen können. Immer mehr Lebensbereiche können sich mit der Zeit sexualisieren. Verschiedene Erlebnisse speichern sich in ihm ab, manche brennen sich regelrecht ein. Natürlich ist es in der Lage, sie zu erinnern, es kann auch lernen, gezielt sexualisierte Phantasien zu entwickeln. Alle Blicke, Erinnerungen, Phantasien und natürlich auch sexuelle Handlungen führen zur Ausschüttung dieser schmerzmodulierenden Stoffe wie Dopamin und Endorphine. Hundert Mal am Tag kann ein lüsterner Reiz wie ein Stromstoß ausgelöst werden, der mit der Ausschüttung »antidepressiver« Botenstoffe verbunden ist.

Die Bilder schenken vorübergehend Vergessen. Das traumatisch bedingt übererregte limbische System wird beruhigt. Dabei kommt es zu einem Lern- und Konditionierungseffekt mit einer Bahnung in den entsprechenden Hirnarealen. Sie stellt einerseits sicher, dass die Erregung der Nervenzellen zuverlässig in immer gleicher Weise erfolgt, erschwert andererseits aber auch die Möglichkeiten, die gleichen intensiven Gefühlszustände über andere Wege zu erreichen. Die lüsternen Impulse können sich im Laufe der Jahre immer mehr generalisieren, zwanghaft und süchtig werden. Irgendwann entsteht eine gewisse »Toleranz« gegenüber den sexuellen Reizen. Jetzt braucht es stärkere Reize, um die volle schmerzstillende Wirkung auszulösen.

Sexsüchtige berichten, dass die Lüsternheit vor allem im Kopf sitzt. Das zwanghafte Denken an oder Suchen nach anregenden Motiven ist in Miniform eine selbst bewirkte Ausschüttung von betäubenden Wohlfühlhormonen. Der Süchtige hat gelernt, diese Neurotransmitter selbst auszulösen, was ihn im Grunde genommen den ganzen Tag wie unter Drogen setzt. Auch Rituale, die sexuelle Handlungen vorbereiten, wie z. B. das »Cruising«, setzen den Süchtigen unter ein Dauer-High – immer in der Erwartung, es könnte etwas besonders Lustvolles passieren. Ein Zustand, der aus der Reizung des limbischen Systems bekannt und mit Adrenalinausschüttung ins Blut verbunden ist.

Diese funktionelle Bahnung im Gehirn kann lebenslang erhalten bleiben. Wenn ein Sexsüchtiger nach Jahren der »Trockenheit« unerwartet in eine Situation gerät, die seinem früheren süchtigen Ausleben entspricht, kann dies binnen Sekunden die alten Körperreaktionen in ihm auslösen. Manche Alkoholiker, die dieses Phänomen bei sich beobachtet haben, sprechen deshalb davon, dass sie gegen ihren Suchtstoff allergisch geworden sind.[68]

Rolle des kindlichen Traumas

Der gewaltigen Rolle, die das Trauma in der Auslösung und Unterhaltung psychischer Störungen spielen kann, wird auch in Fachkreisen immer mehr Platz eingeräumt.

Was ist ein Trauma?

Ein Trauma ist eine einmalige oder wiederholte psychische Verletzung durch eine schwer wiegende körperliche oder seelische Einwirkung. Schwere Autounfälle, unverarbeitete Kriegserlebnisse, Gewalteinwirkung, schlimme körperliche Bestrafung oder sexualisierte Gewalt sind Beispiele für körperlich ausgelöste Traumata. Seelische Traumata können ausgelöst werden durch schwere Erkrankungen oder (bei Kindern) durch den zeitweiligen oder endgültigen Verlust einer primären Bezugsperson. Verlassenheitstraumata wie eine frühe Hospitalisierung (z. B. langer Krankenhausaufenthalt in der Kindheit) oder Heimaufenthalt, emotionale Abwesenheit oder Trennung der Eltern sowie Tod eines Elternteils gehören ebenso dazu. Auch das Miterleben der Traumatisierung anderer, beispielsweise die körperliche oder sexuelle Gewalt gegen Geschwister, ist ebenfalls als seelisches Trauma anzusehen.

In den Familien Sexsüchtiger sind seelische oder körperliche Traumata sehr häufig. Emotionaler Missbrauch wie Beschimpfungen, lächerlich machen, Erniedrigungen und Schuldzuweisungen sowie Gewaltanwendung wie Schläge und Misshandlungen haben immer negative und manchmal auch traumatische Auswirkungen. Nun sind Traumata keineswegs selten. Unter günstigen Voraussetzungen können manche Traumata gut überwunden werden, ohne dass schwere seelische Schäden zurückbleiben. Dies gelingt dann, wenn der Betroffene über eine stabile Lebenssituation in einem guten sozialen Bezugssystem verfügt und eine bislang normale Entwicklung genommen hat. Familien, in denen Sexsüchtige aufwachsen, verfügen aber leider selten über diese Ressourcen. Das Hereinbrechen einer traumatischen Situation überfordert ihre seelischen Verarbeitungs- und Anpassungsmöglichkeiten.

Folgen eines Traumas

Traumata rufen psychische Symptome hervor, die die weitere Entwicklung beeinträchtigen und in eine posttraumatische Belastungsstörung (PTBS) münden können. Diese ist Ausdruck der tiefen Verstörung der Betroffenen und hat einen Rückzug auf die eigene Person zur Folge.

Die PTBS ist u. a. gekennzeichnet durch Schlafstörungen mit Alpträumen, Schreckhaftigkeit, Gefühlen von Betäubtsein und emotionaler Stumpfheit, Teilnahmslosigkeit, Vermeidung von Aktivitäten und Situationen, die Erinnerungen an das Trauma wachrufen.[69] Aber dies ist nur ein Teil der Traumafolgeschädigung. Persönlichkeitsveränderungen, Suchtentwicklungen, Schmerzsyndrome oder andere psychosomatische Krankheiten können ebenfalls dazugehören.

Sexuelles Trauma

Das sexuelle Trauma hat oft eine Schlüsselfunktion in der Auslösung und Unterhaltung der Sexsucht. Unter sexuellem Missbrauch versteht man zum einen die sexuelle Handlung zwischen einem Kind oder Jugendlichen unter 18 Jahren und einem mindestens fünf Jahre älteren Erwachsenen und zum anderen sexuelle Aktivitäten anderer, mit denen das Kind konfrontiert wird (wie z. B. die Begegnung mit einem Exhibitionisten oder das Beobachten sexueller Handlungen von Erwachsenen).[70] Bei anderen Definitionen spielt weniger das Alter der Beteiligten, sondern der Überforderungscharakter für das Kind oder den Jugendlichen, die nicht unbedingt die Tragweite ihres Handelns abschätzen können, eine Rolle.

Sexuelle Missbrauchserfahrungen im Kindesalter sind relativ weit verbreitet. In Deutschland wurden 1992 in einer Studie 850 Studenten befragt. Ein Viertel der Frauen und 8 Prozent der Männer gaben an, sexuell missbraucht worden zu sein.[71] Diese hohen Zahlen können als repräsentativ angesehen werden und entsprechen (auch im Verhältnis zwischen Frauen und Männern) ungefähr den Zahlen anderer westlicher Industrieländer. Bei bestimmten seelischen Krankheiten ist der sexuelle Missbrauch im Kindesalter noch wesentlich häufiger anzutreffen. Dies gilt für Persönlichkeitsstörungen wie die Borderline-Störung, aber auch für Suchtkrankheiten. Bei der Esssucht beispielsweise werden je nach Untersuchung Zahlen von 40 bis 70 Prozent angegeben, d. h. 40 bis 70 Prozent der Esssüchtigen wurden als Kind sexuell missbraucht. Bei den medikamentenabhängigen Frauen sind es zwischen 30 und 40 Prozent. Bei alkoholabhängigen Frauen steigt die Zahl auf 50 Prozent und erreicht bei den Drogenabhängigen mit über 70 Prozent einen traurigen Höhepunkt. Diese Zahlen, die unter Experten allgemein bekannt sind, beweisen, dass diese psychischen Störungen oft in einem engen Entstehungszusammenhang mit sexueller Gewalt stehen.

Patrick Carnes hat in seiner Untersuchung von fast 1000 Sexsüchtigen sexuellen Missbrauch in mehr als vier Fünftel der Fälle diagnostiziert. Bei kaum einer anderen psychischen Erkrankung gibt es ein höheres Vorkommen! Alle bekannten Varianten der sexualisierten Gewalt (vom »einfachen Berühren« bis zum vollzogenen Geschlechtsverkehr) kommen dabei vor. Die Täter und Täterinnen sind fremd, bekannt oder verwandt. Es kann sich um ein singuläres Ereignis handeln, um eine Abfolge einzelner voneinander unabhängiger sexueller Missbrauchserfahrungen oder um eine jahrelange Traumatisierung durch den (oder die) gleichen Täter.

Die subtile Form ist der emotionale sexuelle Missbrauch samt den damit verbundenen Grenzverletzungen. Dies ist etwa gegeben, wenn in einer Familie eine sexualisierte Atmosphäre unter den Familienmitgliedern herrscht. Beispiel: Heriberts Mutter verhielt sich verführerisch und anzüglich ihm gegenüber. Sie machte ihm oft Komplimente über seinen gut gewachsenen Körper und stellte ihn im Vergleich zum Vater als den besseren Mann hin.

Anita hat mit ihrer Mutter sexualisierte Erfahrungen gemacht: *»Ich war noch ganz klein und bin morgens in ihr Bett geklettert. Da habe ich an ihrem Geschlecht herumgefummelt. Wenn ich onaniert habe, hat meine Mutter das mitbekommen. Als ich älter war, hatte ich mit meinen Freundinnen daheim Sex. Da hat sie öfter an der Tür gelauscht. Aber sie hat nie etwas zu mir darüber gesagt.« – »Meine ersten sexuellen Gefühle erlebte ich im Ehebett meiner Eltern«*, berichtete Greta. *»Ich war vielleicht zwölf Jahre alt und musste, da wir Besuch hatten, ausnahmsweise mit in ihrem Bett schlafen. Da bin ich mitten in der Nacht aufgewacht: Meine Eltern hatten miteinander Sex. Ich wusste überhaupt nicht, was los war, aber ich tat so, als wenn ich weiterschlafen würde. Es war ganz schrecklich für mich, aber es hat mich auch erregt.«*

Bei gewalttätigem körperlichem Missbrauch kann das Sexuelle verdeckt bleiben. Beispiel Roberta: Sie war eine Nachzüglerin und hatte eine verdeckte inzestuöse Beziehung zu ihrem deutlich älteren Bruder. Sie erzählt: *»Meine Eltern hatten wenig Zeit für mich. Da wurde mein Bruder meine wichtigste Bezugsperson. Er hat mich gerne geknebelt und gefesselt und hat geschaut, wie viel ich aushalte. Weil ich ihn so verehrt habe, habe ich ihm geglaubt, dass es toll ist, wenn man es möglichst lange aushalten kann. Er hatte viele Arten, mich zu quälen. Manchmal ließ er mich so lange am Stuhl festgebunden, bis meine Handgelenke weiß geworden waren. Oder er hat mir das Kopfkissen so lange auf den Kopf gedrückt, bis ich nicht mehr atmen konnte. Seiner Phantasie waren keine Grenzen gesetzt. Dabei hat er mich verspottet, sich über mich lustig gemacht, mich überhaupt nicht ernst genommen. Er war ein Sadist. Als Er-*

wachsene habe ich mich dann selbst gefesselt und mich damit erregt.«

Manche Jugendliche gehen – scheinbar vollkommen freiwillig, manchmal heimlich – sexuelle Beziehungen zu überlegenen älteren, ja elterlichen Figuren ein. Torsten erzählt: »*Als Jugendlicher lernte ich einen berühmten Künstler kennen. Im Vergleich zu mir war er ein alter Mann. Er schenkte mir Freikarten für sein Konzert und lud mich zu sich ins Hotel ein. Dort versuchte er, sich mir zu nähern. Ich fühlte mich so geehrt, ich hätte gar nicht Nein sagen können.*« – »*Mit 15 Jahren*«, erzählt Gerda, »*wurde ich von meinen Eltern zu einem fremden Mann gegeben, dessen Frau gerade gestorben war. Er war mindestens 40 Jahre älter als ich. Ich sollte ihm im Haushalt helfen. Er hat sich mir sexuell genähert. Ich habe alles hingenommen, so ganz ohne Arg. Teilweise hatte ich auch ein schönes Gefühl dabei, aber ich war doch noch ein Kind. Wenn er Besuch bekam, hat er mich im Klo eingesperrt, damit man mich nicht sieht.*«

Angelika ging mit 15 Jahren eine Beziehung mit einem Lehrer ein, der vierzig Jahre älter war als sie. Mit ihm hatte sie zwei Jahre lang ein sexuelles Verhältnis: »*Der hat mit mir alles gemacht und gar keine Grenzen gekannt. Ich war nur sein Objekt. Ich habe gedacht:* Na gut, *dann ist das wohl so, es gibt wohl keine Grenzen in der Sexualität. Ich habe mich zwar total vor ihm geekelt, konnte mich aber auch nicht von ihm trennen.*«

Bei der Vergewaltigung zeigt sich die sexuelle Gewalt vollkommen unmaskiert. Walter ist noch im Vorschulalter während eines satanischen Rituals von seinem Vater vergewaltigt worden. Sonja wurde unter starker Gewaltanwendung von einem fremden Mann vergewaltigt. Sie erlitt Todesangst, wurde bewusstlos und trug verschiedene Verletzungen davon. Weil sie die Reaktionsweise ihrer Eltern kannte, traute sie sich kaum nach Hause: »*Meine Eltern haben mich eine Woche lang einfach im Bett liegen lassen, so wie ich war. Sie haben keinen Arzt geholt, aus lauter Angst, was die Leute sagen würden.*«

Folgen sexueller Gewalt

Zu den unmittelbaren Folgen sexueller Gewalt in der Kindheit gehören körperliche Schmerzen, Ängste, Enttäuschung, Misstrauen, Resignation und Gefühle von Ohnmacht und Ausgeliefertsein. Im Laufe der Zeit kommt es häufig zur Beeinträchtigung der psychosexuellen Entwicklung, Leistungsversagen in der Schule, Schädigung des Selbstwertgefühls und Schuldgefühlen. Die Betroffenen fallen in tiefe emotionale Löcher, haben Gefühle von Verlorenheit, reagieren mit sozialem Rückzug, Depressionen und Suizidgedanken bzw. -versuchen etc. Bei sexuellem Missbrauch innerhalb der Familie geraten Kinder und Jugendliche zusätzlich in Loyalitätskonflikte mit ihren Eltern. Dabei wird auch das Verhältnis zum nicht missbrauchenden Elternteil tief greifend gestört, denn dieser billigt das Tun des Täters ja oft stillschweigend, weil er den Verlust der Beziehung fürchtet oder auch die wirtschaftlichen Konsequenzen, die daraus erwachsen könnten.[72]

Sexueller Missbrauch von Jungen

Noch ein Wort zu der sexuellen Traumatisierung von Jungen. Jungen sind vergessene Opfer in unserer Gesellschaft. Ihr Missbrauch wird bis heute oft stillschweigend übergangen bzw. verharmlost. Das trifft insbesondere für die heterosexuelle Verführung durch erwachsene Frauen zu. Beispiele: Ein 14-jähriger, sehr athletisch gebauter Junge wird immer wieder unter Vorwänden von der verheirateten Nachbarin zu Sexspielen in die Wohnung gelockt. Ein 15-Jähriger tröstet die Mutter seines besten Freundes, die sich von ihrem Mann sexuell vernachlässigt fühlt. Ein 16-jähriges Tennisass wird auf internationalen Turnieren regelmäßig von weiblichen Fans abgeschleppt, die gut doppelt und dreimal so alt sind wie er.

Das Traumaszenario unterscheidet sich etwas, wenn die Täter weiblich sind: Täterinnen wenden selten Gewalt an, der Druck auf das Opfer ist subtil und entsteht durch manipulatives und verführerisches Verhalten. Auch die Opfer selbst nehmen ihren Opferstatus kaum wahr. Im Gegenteil, sie fühlen sich geehrt, dass eine sexuell erfahrene Frau Interesse an ihnen zeigt. Sie ordnen diese Erfahrungen weder als sexuellen Missbrauch ein noch merken sie, welchen emotionalen Preis sie für diese ruinösen, manchmal regelrecht inzestähnlichen Beziehungen zahlen müssen, was es für ihre Liebes- und Partnerschaftsfähigkeit bedeutet. Auch echte inzestuöse Beziehungen eines Jungen zur Mutter oder älteren Schwester gehören zu den sexuellen Missbrauchserfahrungen. Unsere gesellschaftlichen Mythen trauen Frauen und insbesondere Müttern keine Gewalt und keinen Missbrauch zu – und damit tragen sie zur Verdeckung des Missbrauchs bei: Opfer und Täter schweigen.

Schutzmechanismus: Abspaltung

Die Gefühle, die durch sexuelle Traumatisierungen hervorgerufen werden, sind, selbst wenn sie nach außen symptomlos bleiben, oft so überwältigend, dass sie nicht mehr angemessen verarbeitet werden können. Zusätzlich fühlen sich die Opfer manchmal auch noch selbst schuldig an ihrer Situation. Der Traumatisierte entwickelt deshalb bestimmte Schutzmechanismen, die das Trauma in ihm abkapseln und seine inneren Schmerzen mildern. So wird das Trauma aus dem Bewusstsein verdrängt und vergessen. Manchmal kommt es nach vielen Jahren wieder an die Oberfläche: Angela war 42 Jahre alt, als sie sich daran erinnerte, dass ihr Stiefvater sie vor ihrer Einschulung oral vergewaltigt hat.

Ein anderer Weg ist die Abspaltung bedrohlicher Gefühle und Schmerzen, die mit dem Trauma in Zusammenhang stehen. Sowohl in der akuten traumatischen Situation als auch im späteren Umgang damit bildet der Betroffene eine Art Taubheit dem Geschehen gegenüber aus. Sexarbeiterinnen berichten beispielsweise, wie sie sich beim Sex gedanklich von ihrem Ekel ablenken. Zur inneren Abspaltung des Traumas gehört auch die Verleugnung oder das Herunterspielen des Traumas. Bestandteil dieses inneren Schutzsystems ist manchmal auch das Entschuldigen des sexuellen Aggressors.

Aber die diversen Schutzmechanismen reichen nicht aus, der Verdrängungsprozess bleibt unvollständig. Immer wieder kann der Betroffene von traumatischen Erinnerungen überschwemmt werden. In bestimmten Situationen können über unbewusste Assoziationen alte Erinnerungen wieder aufflackern. Diese Flashbacks bringen die Bilder aus dem verdrängten Traumaerleben zurück ins Bewusstsein: Affektiv geladene Erinnerungszustände, so genannte Intrusionen, die im Zusammenhang mit dem Trauma stehen, werden wieder gefühlt. Plötzlich, wie aus dem Nichts, sind die alten Bilder und Gefühle wieder vollständig da. Angstzustände, Depressionen, Selbstverletzungen, psychosomatische Symptome und Suizidalität können die Folgen sein.

Schutzmechanismus: Unterbesetzung der sexuellen Sphäre

Natürlich können Missbrauchserfahrungen auch die normale psychosexuelle Entwicklung behindern. Sexuelle Störungen sind erwartungsgemäß oft anzutreffen. Am häufigsten wird die sexuelle Empfindungsfähigkeit beeinträchtigt: Angsterinnerungen oder Ekelgefühle können zum kompletten Rückzug aus der sexuellen Sphäre führen. Ein Beispiel für ein traumatisch entstandenes Desinteresse an Sexualität gibt die Geschichte von Heinz. Sexuelle Unlustgefühle bestanden bereits seit Jahrzehnten. Deshalb gab es immer wieder Spannungen mit seiner Frau; zudem hat er zu viel Alkohol getrunken, was der Sexualität in der Beziehung den Rest gab. Seine Geschichte erzählte er niemandem: Als kleiner Junge hatte er im Krieg Massenvergewaltigungen mit angesehen. Auch seine Mutter gehörte zu den Opfern. Er erinnert sich immer noch an die Schreie und die schrecklichen Bilder. Als siebenjährige Kinder spielten sie im Krieg »Vergewaltigung«: Die Jungen jagten die Mädchen und zogen ihnen die Bluse über den Kopf – ein eindrücklicher, kindgemäßer Versuch, dieses Trauma spielerisch zu überwinden. Trotzdem fand er in seinem Leben nie mehr einen positiven Zugang zu seiner sexuellen Libido.

Bei diesem Trauma entsteht die Unterbesetzung des Sexuellen. Gefühle wie Scham, Angst und Ohnmacht haben sich für das Kind untrennbar mit Sexualität verknüpft. Die Gefühlstaubheit, Lethargie und Depression bilden so etwas wie einen Schutzmantel vor diesen extrem bedrohlichen Erinnerungen.

Schutzmechanismus: Überbesetzung der sexuellen Sphäre

Eine gegensätzliche Reaktionsart ist die Überbesetzung des Sexuellen. Sie führt in der Regel zu einer schnell abrufbaren sexuellen Erregbarkeit und stellt die typische Verarbeitungsart des Sexsüchtigen dar. Die Überaktivierung der emotionalen Antworten im Körper kann zusätzlich Zwangsgedanken, Flashbacks, Schreckhaftigkeit, Alpträume, Ruhelosigkeit, Impulsivität und andauernde Wutgefühle mit einschließen. Wie kommt das zustande?

Das sexuelle Trauma verbindet sich mit verschiedenen aufwühlenden Gefühlen: körperlichen Schmerzen, Hilflosigkeit, Ausgeliefertsein, Angst- und Bedrohungserleben, sexueller Erregung, Panik, Todesangst u.a. All diese erregenden Affekte vermischen sich. Das meist abrupte Ende eines Übergriffes lässt das Opfer hilflos in diesen intensiven Gefühlen, sich selbst überlassen, zurück. Beim unbewältigten Trauma gibt es zumeist kein ausreichend nährendes und sorgendes Verhalten von der Umwelt, weder Trost noch Sicherheit spendende Zuwendung. Dadurch kann es innerlich weder zur Ruhe kommen noch abgeschlossen werden. Der Traumabewältigungsprozess, der die Integrierung der Erfahrung miteinschließt, wird dadurch unterbrochen.[73] Da der Mensch dazu neigt, unterbrochene Handlungen wieder aufzunehmen, um sie abschließen zu können, werden auch beim Trauma die überwältigenden Erfahrungen in der Phantasie und manchmal auch in der Realität wieder aufgenommen, in dem unbewussten Wunsch, sie doch noch erfolgreich bewältigen zu können.

Diese Zusammenhänge lassen sich besser verstehen, wenn man sich vor Augen führt, dass sich die menschliche Sexualität mit jedem starken Gefühl verbinden kann. Der Körper unterscheidet beispielsweise kaum zwischen Angst und Erregung. Ausgelöst durch verschiedene innere oder äußere Anlässe, werden über das vegetative Gedächtnis bestimmte Gefühle des Betroffenen, die an früher erlittene Traumata gekoppelt sind, unbewusst sexualisiert. Wenn der eigene Körper lustvoll zum Objekt gemacht wird, kann die Lust den Schmerz der traumatischen Ereignisse überdecken oder innerlich abspalten. Dazu können in der Phantasie immer wieder sexuelle Situationen aufgesucht werden, die in irgendeiner Weise mit den schlimmen und erregenden Gefühlen aus der traumatischen Kindheit verbunden sind. Diese Sexualisierung ist dann ein Versuch, im Nachhinein die überwältigenden Emotionen doch noch in den Griff zu bekommen und zu verarbeiten. Dabei kann es zu einer Art innerer Reinszenierung des Traumas kommen. Nur diesmal ist der Betroffene nicht ausgeliefert: Jetzt kann er seine Angst beherrschen und sein sexuelles Erleben selbst steuern. Zwanghaftes Masturbieren zum Beispiel ist mitunter ein nachträglicher Bewältigungsversuch eines sexuellen Traumas. Das Erlebte wird mit dem Orgasmus vorübergehend zur Ruhe gebracht und erst mal abgeschlossen. Der Zwang zur Wiederholung wird von Betroffenen oft süchtig erlebt.

Aber die Bewältigung bleibt unvollständig und ist einer gesunden Sexualität nicht förderlich. Die sexuellen Stimuli stammen aus der Traumasituation. Ein eigentlich krankmachendes sexuelles Erregungsmuster wird in der Phantasie wiederholt. Nach der Befriedigung können Schuld- und Verlassenheitsgefühle auftreten, ähnlich wie nach der Traumatisierung. Auch die wichtigen aggressiven Impulse gegen den Aggressor stehen dem Betroffenen noch immer nicht zur Verfügung.

Ein anderer sexsüchtiger Kompensationsversuch ist das Aufsuchen sexueller Situationen, in denen das traumatische Gefühl wiederbelebt wird. Dazu wird der Realitätsbezug aber aufgegeben bzw. abgespalten, in der Traum(a)welt haben beispielsweise die Partner, Eltern, Geschwister oder eigenen Kinder keinen Platz; ihre Gesichter und Gefühle sind ausgelöscht. Nach der süchtigen Befriedigung tauchen die abgespaltenen Anteile allerdings sofort wieder auf. Die Gefühle beispielsweise für den Partner und die Kinder sind wieder vollständig da, aber jetzt mit Scham- und Schuldgefühlen beladen. Aus der Traum!

Ausuferndes sexuelles Verhalten, Promiskuität, erhöhte Risikobereitschaft sowie verschiedene Tätigkeiten in der Sexarbeit können ebenfalls Teil eines Kompensationsversuches sein. Auch stoffgebundene Suchtmittel wie Alkohol und Drogen haben da ihren Platz: Sie fördern den inneren Abspaltungsprozess, dämpfen Schmerzen, Ängste und Schamgefühle und bauen Hemmungen ab. Drogenabhängige beispielsweise, die wie erwähnt in hoher Zahl als Kinder sexuell missbraucht wurden, zeigen oftmals diese Form der Traumabewältigung. Auch die Sexarbeit ist in diesem Zusammenhang zu sehen. Alle diese Kompensationsversuche führen in schmerzhafter Weise zu einem Wiedererleben und -beleben der traumatisch erworbenen Machtlosigkeitsgefühle.[74]

Trauma ist ein komplexes Geschehen mit vielen Auswirkungen auf Gefühle, Einstellungen und Handeln. Es zieht körperliche Veränderungen nach sich und bewirkt sogar Anpassungsvorgänge im Gehirn. Die volle Bedeutung des Themas wird in den letzten Jahren von der Fachwelt zunehmend erkannt. In diesem Licht betrachtet, scheinen Süchte, manche Persönlichkeitsstörungen oder auch Neurosen weitaus häufiger als bisher angenommen aufgrund einer traumatischen Erfahrung entstanden zu sein. Diese Krankheiten sind die Folge oder Reaktion auf chronifizierte traumatische Belastungen und ein Art Anpassungs- oder Reparaturversuch. Psychische Traumata spielen eine große Rolle bei der Entstehung von Sexsucht und bedürfen auch einer spezifischen Behandlung.

Funktionen

Obwohl oder weil wir in einer Suchtgesellschaft leben, ist Sucht stark negativ besetzt. Trotz Aufklärung besteht das gesellschaftliche Stigma gegenüber Süchtigen unverändert. Auch der Süchtige selbst mag wenig Positives an seiner Erkrankung erkennen. In seiner hohen Verletzlichkeit und seinem niedrigen Selbstwertgefühl sieht er sich letztlich nur als selbst schuld an seiner Misere. Auf die im Verborgenen gehaltene, stark schambesetzte Sexsucht trifft dies besonders zu. Dass Krankheit einen Sinn haben kann oder eine Chance darstellt, wird bei Suchtkrankheiten selten mitgedacht.

Sucht ist eine Krankheit, die sich eng mit dem biographischen Schicksal der Betroffenen verbindet. Das heißt, sie entsteht nicht ohne Grund, sondern, im Gegenteil, aus Notwendigkeit und ist eine Art Überlebensstrategie. Sie ermöglicht eine äußere Anpassung an gegebene unzulängliche Entwicklungsmöglichkeiten und sichert das Überleben in einer traumatisierenden Umwelt, auf die ein Kind oder Jugendlicher kaum Einfluss nehmen kann.

Sucht kann daher als Selbstheilungsversuch verstanden werden: Sie soll eine seelische Verletzung ausgleichen, einen inneren Verlust reparieren oder einen unbewussten Konflikt lösen.[75] Sucht ist eine kreative Leistung und eine individuelle Antwort auf eine schwierige Lebenssituation. Dies eröffnet auch für den Süchtigen eine neue Perspektive.

Sucht dient u. a. dazu, unstrukturierte Zeit oder Einsamkeit zu überbrücken. Dabei nimmt sie eine wichtige Schutzfunktion ein, die verhindert, dass vorhandene schmerzhafte Gefühle oder Erinnerungen ins Bewusstsein dringen müssen, oder mildert die empfundenen Schmerzen deutlich ab. Sie kann auch eine verschobene Art sein, Ärger auszudrücken: Statt dass man in einem Konflikt seine Meinung vertritt, weicht man in sexuelle Träumereien oder Handlungen aus. Manchmal hat Sucht auch Signalcharakter für eigene Bedürfnisse und Grenzen: Hinter sexuellen Wünschen verbergen sich oft Bedürfnisse nach Nähe, Zuwendung und Fürsorge, aber auch nach einer klaren Orientierung.

Süchtige Handlungen haben auch positive Funktionen, und es nützt dem Selbstvertrauen der Betroffenen, zu erkennen, dass die Sexsucht ein kreativer Selbstheilungsversuch in einer sehr schwierigen Lebenssituation ist. Zu den reparativen Versuchen der Sucht gehören beispielsweise: das Erleben intensivster Gefühle, die Wahrnehmung eigener Bedürfnisse, der Wunsch nach Bestätigung, Angenommensein, Selbstwert und die Auflehnung gegen andere als Stärkung der Eigenständigkeit. Die folgenden Zitate von Betroffenen belegen das: »*Meine Mutter hat mich gehasst. Männer haben mir die Bestätigung gegeben, dass ich gewollt bin. Da fand ich mich begehrt. Endlich war was los in meinem Leben. Meine Selbstmordgedanken waren nicht mehr so intensiv.*« – »*Ich war zu schüchtern und gehemmt im Umgang mit Mädchen. Ich habe mir immer gewünscht, dass ich auch mal bei den Bringern bin.*« – »*Ich habe mich so abhängig von meinem Partner gefühlt. Beim Onanieren habe ich gedacht: Ich bin jetzt gar nicht von dir abhängig, jetzt kannst du machen, was du willst. Ich brauche dich nicht mehr dazu. Ich bin mir richtig groß vorgekommen.*« – »*Ich wollte immer dazugehören, akzeptiert und geachtet sein und auch mitspielen dürfen. Wenn ich meinen Freund sexuell befriedigen konnte, habe ich mich gefühlt wie der Größte. Jetzt hatte ich das Gefühl, gemocht zu werden.« – »Wenn ich mit einer Frau zusammen bin, verschwindet alles um mich rum. Der Orgasmus ist ein so intensives Gefühl, so intensiv fühle ich mich sonst nie im Leben.« – »In meiner Kindheit hat man versucht, mir meinen Willen zu brechen. In meiner Phantasie habe ich gemacht, was ich wollte.«* Natürlich ist dieser Weg unausgereift und letztlich zum Scheitern verurteilt. Aber in der Sexsucht stecken ein Beziehungswunsch und der Versuch, unverletzlich, autark und autonom zu werden.

Leider verändert süchtiges Verhalten schlechte Gefühle und Defizite nur kurzzeitig, langfristig werden sie verstärkt. Es ist wie beim Alkohol. Jeder kennt die belebende Wirkung von einem Glas Sekt. Aber Alkohol in größeren Mengen genossen ist ein starkes Depressivum. Die Sucht führt letztlich immer zu einer Verstärkung der gleichen unerwünschten Gefühlszustände, die ursprünglich damit bekämpft werden sollten. Die Sexsucht und ihre Folgen haben – wenn der Betroffene dazu bereit ist – eine Art Augenöffner- oder Ausbremserfunktion: Sie animieren zum Anhalten, Innehalten und Umkehren. Die Sucht zeigt dem Betroffenen die Sackgasse und wirft eine Menge neuer, lebenserhaltender Fragen auf: Wie kann man lernen,

- die übermäßige Beschäftigung mit Sex aufzugeben,
- seine Bedürfnisse nach Zuwendung und Anerkennung wieder zu entsexualisieren,
- anders mit Einsamkeit umzugehen,
- Menschen zu finden, von denen man sich akzeptiert und angenommen fühlt,
- einen sicheren Platz in der Gemeinschaft zu finden,
- mit Ärger und Wut umzugehen und die Konflikte mit den Beteiligten zu lösen versuchen,
- Hemmungen und Schüchternheit zu überwinden,
- stärker in der Realität als in der Phantasie zu leben?

All diese Dinge können ein therapeutischer Auftrag für den Süchtigen sein. Damit hätte die Krankheit ihre Funktion erfüllt: Der Betroffene kann lernen, die Defizite seines alten Lebens auszugleichen.

Auswirkungen

In der Suchtbehandlung lernt man, den Blick auf die Auswirkungen und Folgen süchtigen Verhaltens zu lenken. Sie geben Betroffenen, Angehörigen und Behandlern gleichermaßen die Sicht frei auf den Preis, den die Sucht gekostet hat. Es ist für einen Süchtigen ja keineswegs einfach, den Grund seiner Schwierigkeiten zu erkennen. Oftmals führt ihn seine Wahrnehmung auf Abwege. In Anlehnung an Father Joseph C. Martin pflegte es Walther H. Lechler bei seiner Arbeit mit Süchtigen auf den Punkt zu bringen: »Wenn Alkohol Probleme macht, ist Alkohol das Problem. Wenn Drogen Probleme machen, sind Drogen das Problem.«[76] Diese griffige Formulierung lässt sich auch für die Sexsucht anwenden. Sie hilft Betroffenen, ihrer Situation gegenüber Augen, Ohren und Herzen zu öffnen.

Ob in der Phantasie oder real, Folgen entstehen in allen Lebensbereichen. Betroffene selbst geben am klarsten Rückmeldung von den diversen Auswirkungen. Erika erzählt von den Folgen ihres Besitz ergreifenden Phantasielebens: *»Ich war früher so abgekapselt von der Realität. Zwischen der Realität und mir war ein Raum, in den ich es nicht geschafft habe, mich einzuhaken. Infolgedessen konnte ich mich weder beruflich noch sozial entwickeln. Ich brauche ja die Realität, um aus meinen Erfahrungen lernen zu können. Aber ich hatte nur meine Pläne. Beruflich hatte ich etwas völlig Illusorisches im Kopf und habe gar nicht gemerkt, dass das auch mit Arbeit verbunden war. Eine Arbeitsmoral kannte ich nicht. Ich habe gar nicht verstanden, wieso man arbeiten muss. Von meinen Eltern hab ich ja immer genug Geld bekommen. In meinen Beziehungen war es ähnlich. Ich hab so viel Angst vor Menschen gehabt, dass ich mit den Leuten gar nicht wirklich reden konnte. Ich konnte noch nicht mal Blickkontakt halten zu anderen Menschen. Ich habe immer den Blick gesenkt. Außerdem haben mich die anderen als ziemlich eingebildet wahrgenommen. Das hat bei mir wiederum bewirkt, dass ich mich noch mehr zurückgezogen habe: Wenn ihr mich für eingebildet haltet, dann habe ich es auch nicht nötig, mit euch Kontakt zu bekommen. Durch die Sucht hatte ich überhaupt keine Chance, mich normal zu ent-*

wickeln. Ich habe praktisch bei weniger als Null angefangen, denn durch meine Sucht war ja einiges kaputt gegangen. Ich bin jetzt Ende zwanzig und fange gerade erst an, eine Berufsausbildung zu machen.«

Emotionale Folgen

Der am häufigsten zu zahlende Preis sind Scham- und Schuldgefühle mit den entsprechenden Folgen für das Selbstwertgefühl. *»Wenn ich in der Mittagspause auf Sextour war und wieder zurück kam zur Arbeit, hab ich mich oft schlecht und schmutzig gefühlt. Manchmal hatte ich das Gefühl: Das müssen mir die Kollegen doch ansehen. Es hat mich beschämt.« – »Wenn ich nachts auf einem Waldparkplatz einen anonymen sexuellen Kontakt gehabt habe, sah ich mein Gegenüber oft gar nicht richtig. Wenn wir anschließend auf die Parkplatzlichter zugingen, dachte ich häufig: Oh Gott, was war denn das für ein Typ, mit dem ich da Sex hatte. Mensch, bist du tief gesunken.«*

Zu den emotionalen Folgen gehört auch das Absinken der Schamschwelle: *»Geschämt habe ich mich nicht mehr. Hinterher bin ich mir höchstens elend vorgekommen. Ich fühlte mich mehr wie ein Tier als wie ein Mensch.« – »Wenn ich etwas mit einem Mann auf einer öffentlichen Toilette hatte, konnte es sein, dass die Putzfrau draußen sauber machte. Das war mir auch egal. Es war alles so egal geworden, ich fühlte es nicht mehr. Ich bin traurig, dass das so geworden ist.«*

Auch die Zunahme von Ängsten gehört zu den Folgen. Die Angst vor der Bloßstellung wird oft sehr intensiv wahrgenommen: *»Egal in welche Einrichtung ich ging, sei es in ein Pornokino, Bordell oder eine Stripteasebar: Ich hatte immer Angst, von jemandem gesehen zu werden, der mich kannte. Einmal wollte eine Frau, die ich für Sex bezahlt hatte, mit mir eine Freundschaft aufbauen. Da habe ich Panik geschoben, denn ich wollte ja nicht entdeckt werden.«* Die Angst vor Entdeckung und damit vor dem Verlust der persönlichen Integrität, fordert einen immer größeren Tribut. Privater oder gesellschaftlicher Schwund des Ansehens kann zu einem Verlust der Zugehörigkeit zu bestimmten sozialen Gruppierungen führen. Der Betroffene muss verdecken, lügen und – weil es nicht auszuhalten ist – zunehmend die volle Realität seines Handelns von sich selbst abspalten. Hoffnungslosigkeit und Verzweiflung kommen dazu. Manche führen ein Doppelleben – zwei Leben, zwischen denen es keine Brücken gibt, wie im folgenden Beispiel von Theresa: »*Ich war eine Zeit lang in der Straßenmission tätig und habe den Menschen von Gott erzählt. Direkt anschließend wollte ich eine Kamera für Pornoaufnahmen kaufen. Es hat mich zerrissen. Auf Sextour sind wir nur in fremde Städte gegangen. In der eigenen Stadt wären wir ja erkannt worden. Einmal hatte ich nach so einer ›Sauftour‹ eine grausame Unruhe in mir, einen ganz tiefen Schrecken. Ich habe dann anderthalb Flaschen Wein getrunken, aber das Gefühl ging nicht weg.*«

Depressionen und suizidale Krisen können auftreten. Das Kernerleben fast aller Betroffenen scheint aber zuallererst die Einsamkeit zu sein: »*Das Schlimmste für mich war die permanente Einsamkeit. Ich habe immer onaniert, um diesen Schmerz zu betäuben. Aber auch wenn ich Menschen um mich rum hatte, es war fast egal. Die meiste Zeit lebte ich wie in einer Kugel. Ich war innerlich betäubt. Gutes und Schlechtes erreichte mich kaum*«, erzählt Rudi.

Folgen für soziale Beziehungen

Viele Betroffene beschreiben Auswirkungen auf der Beziehungsebene: Sexsucht belastet die Fähigkeit, Partnerschaften aufzubauen und aufrechtzuerhalten sehr, wie die folgenden Aussagen belegen: »*Ich bin heute unfähig, eine nahe Beziehung zu leben. Ich spüre Liebe in mir, aber nur so lange mir der andere nicht zu nahe kommt. Ich habe Angst, dass ich in einer engen Beziehung überhaupt gar keine Sexualität mehr leben kann.*« – »*Durch mein Onanieren wird meine Abwehr von Nähe und meine Angst vor Nähe in der Partnerschaft verstärkt. Wenn ich etwas sexuell ausagieren wollte, hatte ich keinen Bezug mehr zu meinem Partner. Er ging mir nur noch auf die Nerven.*« – »*Mein Partner ist auch deshalb aus der Beziehung raus gegangen, weil ich meine Sexualität außerhalb der Beziehung gelebt habe.*« – »*Meine Frau und ich haben auch sehr schöne gemein-*

same sexuelle Zeiten erlebt. Als ich meinen ersten Prostituiertenkontakt einging, hat das natürlich zu einer Krise in meiner Ehe geführt. Neben der Onanie führte ich dann die Kontakte im Rotlichtmilieu fort. Das hat meine Frau sehr verletzt.« Ein Vater beschreibt die Folgen seiner Sucht für seine Familie: »*Meine Sucht hat immer sehr viel Zeit in Anspruch genommen, und ich hatte keine Kraft und Energie mehr in unserer Ehe, und auch nicht für unsere Kinder. Die Kinder waren mit einem genervten Vater konfrontiert und darunter hat unser Familienleben gelitten. Wenn ich mit dem sexuellen Ausleben beschäftigt war, habe ich meine Familie komplett vergessen.«*

Folgen für Arbeit und Finanzen

Manche Betroffene berichten von einer Einschränkung ihrer Arbeitsfähigkeit durch die Beeinträchtigung von Konzentration, Kreativität und Zuverlässigkeit: »*Gerade in meinen späteren Arbeitsjahren war ich am Arbeitsplatz teilweise abwesend wegen meiner Phantasien. Aber ich glaube nicht, dass es nach außen hin auffällig geworden ist.« – »Ich hatte bei der Arbeit Konzentrationsschwierigkeiten und habe mich kraftlos gefühlt. Manchmal habe ich die Übersicht verloren und hatte das Gefühl, der Arbeit nicht mehr gewachsen zu sein. In seltenen Fällen bin ich gar nicht erst zur Arbeit erschienen.« – »Wenn ich vormittags schon dran gedacht habe, in der Mittagspause einen sexuellen Kontakt zu suchen, dann hat mich das natürlich auch gedanklich beschäftigt. Und wenn ich nach der Mittagspause zurückkam, hat die sexuelle Begegnung noch in mir nachgewirkt, und ich hatte ein schlechtes Gewissen. An dem Tag habe ich natürlich weniger Leistung gebracht als sonst.«*

Sexsüchtige Aktivitäten bei der Arbeit können zum Verlust des Arbeitsplatzes führen. Dies gilt gleichermaßen für den im Internet auf Pornoseiten surfenden Angestellten wie für den Pädagogen oder Psychotherapeuten, der sich mit Schutzbefohlenen einlässt. Finanzielle Probleme kann es schnell vor allem für Süchtige geben, die oft Angebote der Sexindustrie nutzen. Im Vergleich zu den Kosten der Spielsucht und der Alkoholsucht nimmt die Sexsucht ungefähr den mittleren Platz ein.

Sexuelle Probleme

Es mutet wie eine Ironie des Schicksals an: Die Fähigkeit, Sexualität zu leben – das wichtigste Bedürfnis eines Sexsüchtigen – kann durch die Sucht selbst zerstört werden! Bei Männern kann ein vorzeitiger Samenerguss – beispielsweise »erlernt« bei Prostituiertenkontakten – ebenso auftreten, wie eine verspätete oder ausbleibende Ejakulation. Auch Erektionsschwächen und mangelnde sexuelle Empfindungsfähigkeit und Impotenz gehören dazu. Einer der Gründe dafür scheint zu sein, dass sich die inszenierten sexuellen Reizszenarios im Laufe der Jahre immer weiter einengen bzw. nach immer intensiveren Reizen verlangen. Bevorzugt bei Frauen kann das verminderte sexuelle Verlangen zu einer sexuellen Anorexie, also zu einem kompletten Rückzug vom Sex, führen.

Rechtliche Folgen

Zu den rechtlichen Folgen der Sexsucht gehören Erlebnisse als Opfer und als Täter. Bei manchen Sexsüchtigen besteht eine gewisse Tendenz, sich in Gefahr zu bringen. Bei anonymen Sexkontakten beispielsweise wissen sie nie, auf wen sie treffen. Aufenthalte in Gegenden mit erhöhter Kriminalität wie zum Beispiel in Rotlichtbezirken können mit Diebstahl, Körperverletzung und Vergewaltigung enden; diese Delikte werden aus Scham der Betroffenen selten zur Anzeige gebracht. Umgekehrt kann sich der Sexsüchtige auch als Täter strafbar machen. Sexuelle Belästigung und sexuelle Nötigung sind rechtliche Sammelbezeichnungen für Straftatbestände, die gegen die sexuelle Selbstbestimmung verstoßen oder durch die andere Menschen in unerwünschter Weise mit Sexualität konfrontiert werden. Frotteurismus (das scheinbar zufällige Berühren eines anderen in sexueller Absicht), Exhibitionismus und Voyeurismus gehören beispielsweise genauso dazu wie Missbrauch von Kindern oder Schutzbefohlenen sowie Vergewaltigung.

Gesundheitliche Folgen

Erhöhtes sexuelles Risikoverhalten birgt die Gefahr von Krankheiten, die durch Geschlechtsverkehr übertragen werden können: Filzläuse, Herpes genitalis, Hepatitis, Gonorrhöe, Syphilis und AIDS. Wenn sich der Abhängige in der Gewalt seiner Begierde erlebt, kann er jegliche Vorsicht oder vorbeugende Maßnahmen außer Acht lassen – schlimmstenfalls mit tödlichen Folgen. Betroffene berichten: »*Zum Schluss habe ich nicht mehr auf meine Gesundheit geachtet. Ich konnte überhaupt nicht mehr kontrollieren, mit wem ich mich einlasse. Ich denke da besonders an einen homosexuellen Kontakt, den ich mal in einem Pornokino eingegangen bin. Das war echt gefährlich.*« – »*Ich habe immer schon Angst vor einer HIV-Infektion gehabt und war darauf bedacht, Safer Sex zu praktizieren. Aber trotzdem habe ich mich manchmal auf gefährliche Praktiken eingelassen. Danach habe ich immer gleich einen AIDS-Test machen lassen.*«

Johanna spricht über ihr erhöhtes Risikoverhalten bei der Empfängnisverhütung: »*Ich habe ziemlich halbherzig verhütet. Die Gefahr, schwanger zu werden, habe ich bewusst in Kauf genommen. Das war schon mein Tiefpunkt. Einmal habe ich trotz der Gefahr einer HIV-Infektion mit einem Drogen- und Sexsüchtigen geschlafen. Dabei ging das Kondom kaputt. Aus Angst habe ich dann viele Jahre keinen AIDS-Test machen lassen.*« Auch Schwangerschaftsabbrüche können zu den Folgen gehören.

Lebensgefahr

Manchmal bekommt die Verzweiflung über die eigene Lüsternheit eine selbstmörderische oder mörderische Qualität. Albert berichtet über seine homosexuellen Kontakte: »*Wenn ich mit jemandem Sex habe ohne Kondom, ist es eigentlich wie Selbstmord. Manchmal bin ich nach gefährlichen sexuellen Kontakten heimgegangen und hab mit meinem Freund geschlafen. Wenn ich schon den Aidstod sterben muss, dann nehm ich ihn sozusagen mit.*«

Sucht überhaupt hat ja mit Selbstzerstörung zu tun. Auch die Sexsucht scheint eine gewisse Nähe zu Tod und Sterben zu suchen: »*Eine tiefe Todessehnsucht war in mir, solange ich mich erinnern kann. Ich bin immer liebend gerne auf Friedhöfen spazieren gegangen. Es kam mir ständig so vor, als wenn ich leben würde, um zu sterben.*« – »*Immer wieder hatten meine ungeschützten sexuellen Kontakte eine verzweifelte Qualität. Es war wie beim russischen Roulette – immer mit der Konsequenz, dabei sterben zu können.*« Dazu gehören auch Todesfälle durch gefährliche sexuelle Praktiken, die zur Luststeigerung eingesetzt werden.

Auslösesituationen

Fremde Stadt
Er hatte sogar noch den früheren Zug erwischt. Überpünktlich war er an sein fernes Ziel gelangt. Noch vier Stunden bis zum Sitzungstermin. Ein kleiner Stadtbummel war angesagt an diesem warmen Sommertag. Allerlei kleine Besorgungen hatte er schnell erledigt. In dieser Stadt schienen die Menschen besonders fröhlich zu sein. Gut gekleidet, mit freundlichem Blick und anmutigem Gang gingen sie ihren Beschäftigungen nach. Er fand ein kleines Straßencafé, von wo aus er das bunte Treiben bestens beobachten konnte. Sein Blick suchte und fand immer wieder attraktive Menschen. Mit seinen Augen nahm er sie in Besitz. Mit der Zeit wurde sein Blick hungriger. Die sommerlich leicht bekleideten Menschen gaben seiner Phantasie viel Raum. Gezielt schaute er auf bestimmte Regionen der Körper, um sich eine Minierregung zu verschaffen. Kleine stimulierende Szenarien entwickelten sich vor seinem inneren Auge. Hier gab es alle Reize im Überfluss. Aber auf einmal fiel es ihm auf: Hier waren vor allem Paare unterwegs. Die Reize waren nicht für ihn bestimmt. Ein Gefühl von Einsamkeit und Verlorenheit fing an, sich einzuschleichen. Es war der altbekannte Schmerz, den er schon seit seiner Kindheit kannte. Beinahe unmerklich fasste es in ihm einen Entschluss. Er war allein. Hier war er nicht bekannt. Er hatte noch zweieinhalb Stunden Zeit bis zur Sitzung. Das reichte. Er merkte, wie seine Erregung wuchs. Er konnte es

kaum noch erwarten, den Kaffee zu bezahlen. Seine Aufmerksamkeit richtete sich nun ganz auf seinen Körper. Seine Kugel hatte sich wieder geschlossen. Er schwebte jetzt wie in Trance. Seine Aufregung nahm zu, ein Gefühl, das seiner Angst sehr verwandt war. Seine Schritte beschleunigten sich nicht. Traumwandlerisch fand er sein Ziel. Nach außen war er vollkommen unbewegt, während er den Kinoeingang von der Seite betrat. Betont gleichgültig bezahlte er den Eintritt. Etwas vorgeführt, wie auf einem Laufsteg, kam er sich vor, als er auf dem langen Gang seinem Ziel entgegenschritt. Je näher er kam, umso verheißungsvoller wurden die ausgestellten Bilder. Die Deko des Pornokinos war einfach: Zunächst war alles in schwarz mit kaltem silber-metallic ausgekleidet, billig mit Alufolie dekoriert, der baby-rosa Vorraum sah schäbig aus. Vor ihm stand jetzt die Kartenabreißerin, eine beleibte Mama von Mitte sechzig mit großem Busen und harter Stimme. Sie wies den Weg zur Eingangstür: »Da geht's lang, mein Junge.« Das war deutlich. Es waren nur noch wenige Schritte, bis ihn die wohlbekannten Bilder und Geräusche für eine Zeit lang wieder ganz umhüllten.

Sexuelle Stimuli allein reichen zur Auslösung sexsüchtigen Verhaltens meist nicht aus. Die Versuchung, sich selbst in Phantasie oder Handlung sexuell zu stimulieren, hängt von vielfältigen inneren und äußeren Faktoren ab. Der sexsüchtige Mensch kann beispielsweise durch Arbeit oder andere Ablenkung stärkere lüsterne Versuchungen für eine Zeit abwehren. Auch ein starker Raucher kann während des Schlafes eine ganze Nacht lang ohne Nikotin auskommen. Aber bestimmte Situationen machen den Betroffenen offenbar besonders verletzbar und lösen früher oder später ein lüsternes Suchtverhalten aus. An erster Stelle steht die Kombination von unstrukturierter Zeit und Einsamkeit: *»Es ist ein Auslöser, wenn ich mich einsam fühle. Das hat nicht nur was mit der äußeren Einsamkeit zu tun, also wenn ich alleine bin. Es ist vielmehr so, dass ich dann so gar nicht bei mir bin, keinen Platz in mir finde und mich ganz verloren fühle.« – »Ich reagiere sexsüchtig, wenn ich einsam bin. Dann kommen die Gedanken: Was kann ich tun, um die Einsamkeit erträglich zu machen?« – »Wenn ich mich alleine fühle, abgetrennt, dann kommt die Lüsternheit. Aber wenn ich innerlich* *mit jemandem beschäftigt bin und mich gekränkt fühle und ärgerlich auf denjenigen bin, dann kommt sie auch.«*

Ärger und Kränkungsgefühle können also auch sexuelle Gier auslösen. Statt eine angemessene Lösung eines bestehenden Konfliktes zu suchen, wird er lüstern kompensiert. Dabei werden Ärger und Wut aus Angst vor den Reaktionen der anderen nicht in die Beziehung eingebracht. Stattdessen wird die Wut nach innen verschoben und verwandelt sich mit der Zeit in Groll. Die Lüsternheit bietet dann innerlich eine Möglichkeit zum Ausgleich für die erlittene »Niederlage« in dem ungelösten Konflikt: *»Ich reagiere sexsüchtig, wenn ich ärgerlich oder frustriert bin. Dann bin ich auch am Arbeitsplatz auf die Toilette gegangen und habe masturbiert, um den Druck loszuwerden.« – »Immer wenn ich wütend auf meinen Freund war – und ich bringe die Wut selten nach außen oder spreche sie an –, dann habe ich meine Sucht ausgelebt. Ich hab gedacht, ich wisch ihm eins aus damit. Mir hätte es eigentlich klar sein müssen, dass sich das nicht nur gegen ihn, sondern auch gegen mich richtet. Aber mit diesem Gefühl hab ich das ganz bewusst getan.« – »Wenn ich Ärger mit meiner Chefin hatte und vor Problemen stand, von denen ich dachte, dass ich sie weder ansprechen noch bewältigen konnte, bin ich losgezogen.« – »Sobald meine Frau aus dem Haus gegangen ist, bin ich auf die Pornoseiten ins Internet. Es war so ein Gefühl wie: Jetzt kann ich endlich machen, was ich will.«*

Stress und Überlastung gehören zu den häufigen Auslösern. Zum Abschalten und als Belohnung gönnt sich der Süchtige dann sein Suchtmittel: *»Für mich ist wichtig, dass ich meine Arbeit begrenze. Wenn ich mir über mehrere Tage noch zusätzliche Arbeit aufbürde oder zu meinem Kollegen nicht Nein sage, dann bin ich anschließend ziemlich ausgelaugt und abends fertig. Und wenn dann meine Frau nicht da ist, dann kommt die Lüsternheit, und ich schau mir Sexfilme im Fernsehen an.«*

Aber interessanterweise können auch gute Erfahrungen sexsüchtiges Verhalten auslösen: *»Ich war mit netten Menschen zusammen. Jemand kam spontan auf mich zu, hat mich freundlich und liebevoll versucht zu umarmen oder mich einfach nur warmherzig angeschaut. Ich spürte, dass das wirklich und echt war. Abends war das für mich der Auslöser, süchtig zu reagie-*

ren.« – »Manchmal habe ich paradoxerweise auch dann sexsüchtig reagiert, wenn es mir ausgesprochen gut ging. Das konnte ich auch nicht aushalten. Nach guten Begegnungen und Erlebnissen, die mir gefühlsmäßig ein Sattheitsgefühl gaben, konnte es mir passieren, dass ich rückfällig wurde.« Das starke positive Gefühl kann die süchtige Seite genauso anfachen wie die negativen Gefühle. Auch hier ist die Wirklichkeit mit der Welt innerer Bilder nicht in Einklang zu bringen. Die guten Erfahrungen verletzen genauso kindliche Träume und vorgefertigte innere Bilder von Rettung, Erfüllung und Glück. Sowohl das positive als auch das negative Gefühl haben es schwer, die lüsterne Rüstung des in seiner Phantasiewelt eingeschlossenen Menschen zu durchbrechen.

Die sexualisierte Gier und das sexuelle Ausleben betäuben negative Gefühle, die dem Betroffenen nicht aushaltbar oder lebbar erscheinen. Anstatt dass der Einsame Kontakt sucht, der Wütende Klärung, der Überlastete Abgrenzung und der Gekränkte oder Glückliche die Gefühle teilt, werden alle starken Gefühle im großen Sammelbecken der sexualisierten Gedanken, Gefühle und Handlungen aufgefangen, kompensiert oder abgewehrt.

Charlotte Kasl, die sich intensiv mit der weiblichen Sexsucht beschäftigt hat, beschreibt den vollständigen süchtigen Zyklus und unterteilt ihn in fünf Phasen: Nach einer Verletzung des Egos (Phase 1) entsteht die Idee, sexuell süchtig zu handeln (Phase 2). In einer Art Trance oder auch Ritual wird diese Idee vorbereitet (Phase 3) und anschließend durchgeführt (Phase 4). Danach kommen Reue-, Scham- und Schuldgefühle (Phase 5).[77]

Eine Frau fasste es so zusammen: *»Morgens, wenn es Zeit zum Aufstehen war, wollte ich ja gar nicht aus dem Bett raus. Ich musste mich erst mal selbst befriedigen. Erst dann hab ich mich fähig gefühlt, loszustapfen in den Tag. Und abends, wenn ich erschöpft war, musste ich, um einschlafen zu können, meinen Tag mit Onanie abschließen. Vielleicht waren es die Herausforderungen des Lebens überhaupt, die ich nicht annehmen konnte.«*

Mehrfachsüchtigkeit

Die Mehrzahl der Sexsüchtigen weist noch andere Süchte auf. In verschiedenen Untersuchungen wurde das gleichzeitige Auftreten von Sexsucht und Abhängigkeitserkrankungen wie Alkoholismus oder Drogenabhängigkeit[78] oder auch nicht stoffgebundenen Süchten wie Bulimie oder Spielsucht untersucht. So wurden unter 75 befragten sexsüchtigen Patienten in mehr als einem Drittel der Fälle auch stoffgebundene Süchte nachgewiesen. Ein knappes Drittel wies eine Essstörung auf und fünf Prozent bezeichneten sich als Spieler.[79] In einer anderen Untersuchung an Patienten, die unter Perversionen wie zum Beispiel Voyeurismus litten, wurden stoffgebundene Abhängigkeiten bei knapp der Hälfte der Fälle nachgewiesen.[80] Umgekehrt gaben bei einer Befragung von Kokainabhängigen 70 Prozent an, auch sexsüchtig zu sein.[81]

Viele Sexsüchtige berichten von exzessivem Fernseh-, Video- oder Computerkonsum und empfinden ihr Verhalten in dem Bereich ebenfalls als süchtig. Diese Medien scheinen in besonderer Weise den Bedürfnissen des Sexsüchtigen entgegenzukommen und werden deshalb auch extrem stark genutzt. Die Flucht in Traumwelten bekämpft die Einsamkeit und ermöglicht, Konflikten aus dem Weg zu gehen. Da diese Medien romantische und sexuelle Gefühle anregen, können sie auch Teil der Rituale sein, die süchtige sexuelle Verhaltensweisen vorbereiten.

Wenn zwei oder mehr Suchtkrankheiten gleichzeitig auftreten, werden grundsätzliche Fragen zum Verhältnis der Süchte zueinander aufgeworfen, zum Beispiel: Welche Wechselwirkungen gibt es zwischen den Krankheiten? Sind die verschiedenen Süchte Ausdruck verschiedener Ursachen oder sind sie als Symptome der gleichen zugrunde liegenden Problematik anzusehen? Paul beispielsweise empfindet sich primär als Alkoholiker. Der Alkohol hätte ihn beinahe umgebracht. Seine Sexualität war nur unter Alkoholeinfluss enthemmt. Seine sexsüchtige Seite wurde erst sichtbar, als er mit dem Trinken aufgehört hatte. Auch Ralf hatte zwei Süchte. Er sah aber nur sein süchtiges Essen als Problem. Dabei war es vor allem die sexuelle Begierde gewesen, die er seit früher Jugend nicht unter Kontrolle bringen konnte.

Angelika hatte schon regelmäßig mehrere Jahre onaniert, als sie mit zehn Jahren anfing, auf die stimulierende Wirkung des Alkohols zu setzen. Die Magersucht, die sie mit 13 Jahren entwickelte, wurde ab dem 15. Lebensjahr von der dominanten Rolle des sexuell ausufernden Verhaltens abgelöst. In ihrem Genesungsprozess war es wichtig, dass sie den Umgang mit Essen, Alkohol und Sex gleichermaßen neu erlernte.

Manchmal scheinen die verschiedenen Süchte gleichzeitig zu bestehen und manchmal scheinen sie sich abzuwechseln oder zu verlagern. Es kann auch zu Schaukelbewegungen kommen: In einer Zeit von Fressattacken hat eine Bulimikerin vielleicht relative Ruhe vor ihrer Sexsucht. Wenn sie hingegen wenig isst, kann das ausufernde sexuelle Verhalten wieder zunehmen. Es kann auch sein, dass eine Sucht erst dann erkennbar wird, wenn vorher eine andere aufgegeben wurde. Andersherum gesagt: Da die sie verdeckenden Süchte oftmals nicht aufgegeben werden, kann die Sexsucht als solche gar nicht erst erkannt werden.

Die Bulimie hat übrigens viele Berührungspunkte mit der Sexsucht. Sie ist eine vorwiegend weibliche Verarbeitungsform einer oft traumatisierenden Kindheit. Das Geschlechterverhältnis zwischen Frauen und Männern ist dabei fünf zu eins. Bei der Sexsucht ist das Verhältnis umgekehrt. Auch die soziologische Komponente der Geschlechter wird hierbei deutlich: Frauen neigen eher dazu, an ihrer Schönheit zu zweifeln, Männer zweifeln an ihrer Potenz. Entsprechend störungsanfällig sind gerade diese Bereiche bei darin verletzbaren Menschen.

Abhängigkeiten, Mehrfachabhängigkeiten oder Suchtverlagerungen machen deutlich, dass es sich bei einer Sucht nach einem bestimmten Stoff oder einer stimmungsändernden Erfahrung nur um einen besonderen, auf den Betroffenen zugeschnittenen Ausdruck von Süchtigkeit handelt. Die Verfügbarkeit der einzelnen Suchtstoffe und die spezifischen, individuell verschiedenen Verwundungen der Menschen bestimmen die Art des gewählten »Heilmittels«. Die einzelnen Süchte stellen dann lediglich so etwas wie verschiedene Varianten und Muster einer gleichen süchtigen Verarbeitungsform dar. Im Laufe der Entwicklung kann der süchtige Mensch ein wahres Arsenal an süchtigen Möglichkeiten kennen lernen und nutzen. Wie Zwiebelschalen legen sich die verschiedenen süchtigen Schichten schützend um den verletzten Kern und das Trauma. Freud sah die süchtige Onanie als die entwicklungsgenetisch früheste Sucht an, die erst später, zum Beispiel vom Alkohol, abgelöst werden kann.[82]

Der amerikanische Psychoanalytiker Aviel Goodman sieht die Sexsucht genauso wie Spielsucht und Bulimie oder die stoffgebundenen Abhängigkeiten als Ausdruck *eines* übergeordneten süchtigen Prozesses.[83] Die Regulierung der inneren Befindlichkeit und der emotionalen oder gedanklichen Abläufe erfolgt dabei über äußere Stimuli. Sie dienen dazu, schmerzhafte Zustände abzuwehren, die aus kindlichen Mangelerlebnissen und Entwicklungsdefiziten entstanden sind. Da viele Sexsüchtige aus Suchtfamilien stammen, kann dies auch als familiäres Muster gesehen werden. Auf der anderen Seite wirft es genetische Fragen zur Suchtentstehung auf.

Sexsucht und andere psychische Erkrankungen

Sexsucht tritt nicht nur als eigenständige Erkrankung bzw. zusammen mit anderen Süchten auf, sondern manchmal auch gleichzeitig mit anderen psychischen Erkrankungen oder als Begleiterkrankung. Mitunter haben diese zusätzlichen Erkrankungen wenig oder gar nichts mit der Sexsucht zu tun, sie treten zufällig gemeinsam auf. Andere psychische Krankheiten hingegen stehen in einem deutlichen Zusammenhang mit der Sexsucht. Bei der Depression beispielsweise gelingt ein doppelter Bezug: Sexsüchtiges Agieren bekämpft erst einmal die depressiven Symptome, doch es löst auch Depressionen aus und unterhält sie. Insbesondere Betroffene, die ihr sexuelles Ausleben missbilligen und von starken Schuldgefühlen geplagt sind, haben es bei Rückfällen schwer, ihre Niederlagen zu verkraften. Dies kann zu einer innerlichen Zerrissenheit und Verzweiflung führen, sogar mit suizidalen Zügen.

Die Sexsucht kann außerdem Bestandteil bzw. Ausdrucksform von anderen Krankheiten sein. Bei der Borderline-Persönlichkeitsstörung beispielsweise gehört sexsüchtiges Verhalten als Bewältigungsversuch einer traumatisierenden Kindheit manchmal dazu. Ähnliches gilt für die narzisstische Persönlichkeitsstörung.

Sexsucht kann auch gemeinsam auftreten mit der kombinierten Aufmerksamkeitsdefizit- und Hyperaktivitätsstörung (ADHS). Dies ist eine bei Kindern und Jugendlichen beobachtete Störung, wie sie beispielhaft in der Geschichte vom Zappelphilipp aufgegriffen ist, und zu der Hypermotorik, Aufmerksamkeitsschwäche und Impulsivität gehören. Manchmal bestehen diese Symptome aber auch noch im Erwachsenenalter. Da sie genauso Ausdruck einer problematischen Kindheit sein können, in der die emotionale Verarbeitungsfähigkeit gestört wurde, können sich bei der erwachsenen Form der ADHS zusätzlich Suchtstörungen entwickeln. Das Unruhige, Übersensible, Erregungssuchende, Konzentrationsgestörte und innerlich Getriebene im Erleben mancher ADHS-Betroffenen wird dabei durch das sexuelle Moment vorübergehend betäubt und zur Ruhe gebracht. Dabei kann sich wohl sogar das Vollbild einer Sexsucht ausbilden.

Die gleichzeitige Existenz von verschiedenen psychischen Krankheiten zu erkennen und zu berücksichtigen, ist wesentlich für die Behandlung. Jede Krankheit bedarf einer individuellen und spezifischen Therapiemaßnahme. Gerade wenn starke Wechselwirkungen zwischen den einzelnen Krankheiten bestehen, muss die Behandlung die verschiedenen Ebenen, auf denen sie interagieren, mit einbeziehen.

Sehr selten sind sexsüchtige Symptome Ausdruck einer körperlichen Grunderkrankung. So kann es symptomatisch zu sexuell enthemmtem Verhalten kommen, wenn die Hirnanteile, die das sexuelle Verlangen steuern, von einer Krankheit befallen sind. Auch bestimmte Medikamente oder Drogen können hypersexuelles Verhalten auslösen. Ebenso gibt es sie vorübergehend bei besonderen Arten von psychotischen Erkrankungen wie z. B. der Manie. In diesen seltenen Fällen muss nach der Abklärung durch einen Psychiater oder Neurologen die Grunderkrankung behandelt werden.

Wege aus der Sucht

»Tu erst das Notwendige, dann das Mögliche,
und plötzlich schaffst du das Unmögliche.«
Franz von Assisi

Kriterien gesunder Sexualität

Die menschliche Sexualität ist weit weniger normiert als man gemeinhin glaubt. Das Erotische und die Einstellungen dazu unterliegen stark dem kulturellen Wandel. Verschiedene Völker und Kulturen haben in unterschiedlichen Abschnitten ihrer Geschichte auch ein unterschiedliches Sexualverhalten gezeigt (das jeweils die Macht- und Moralvorstellungen widerspiegelte). Auch das Sexualverhalten innerhalb einer Gesellschaft ist höchst heterogen und u. a. durch biologische, biographische und gesellschaftliche Faktoren bestimmt. Die außerordentlich große Variationsbreite menschlicher Sexualität lässt eigentlich keine Normierung über Geschlechterpräferenz oder Art und Häufigkeit des sexuellen Vollzuges zu. Die »richtige« oder »natürliche« Art der Sexualität gibt es offensichtlich nicht.

Einerseits wurde bereits mehrfach darauf hingewiesen, dass es Formen sexueller Aktivität gibt, die ein süchtiges Entflammen des sexuellen Begehrens begünstigen können. Das wird oft als seelenloser Sex bezeichnet. Andererseits wirft dies die Frage auf nach den Kriterien einer nicht Sucht begünstigenden und gesunden Sexualität. Denn diese – die suchtfrei gelebte Sexualität – ist ein wichtiges Behandlungsziel für Betroffene.

Ungeachtet der Geschlechterpräferenz scheint ein zentrales Kriterium für eine positive, erfüllende Sexualität die Einbettung in eine Beziehung zu sein. Damit ist nicht die Verliebtheit gemeint; sie ist oft ein Zeichen von Einsamkeit. Damit ist auch nicht die Besessenheit vom Partner gemeint; sie ist eine Form von Hörigkeit. Vielmehr geht es um eine liebevolle Beziehung, die von Zuneigung, Achtung und Vertrauen gekennzeichnet ist.

Dies scheint auch ein protektiver Faktor gegen eine süchtige Entwicklung zu sein. Die leicht zugänglichen Angebote von anonymen Sexkontakten oder One-Night-Stands bieten nur eine schnelle, beziehungsausweichende, angstvermeidende Möglichkeit zur Triebabfuhr, indem sie – durchaus zeitgemäß – die Zeitspanne von Begehren und Triebbefriedigung drastisch verkürzen. Die Fähigkeit zum Triebaufschub hingegen eröffnet die Möglichkeit, auch die Unsicherheiten und Ängste voreinander abzubauen und die Liebe zueinander aufzubauen. Männer, die sexuellem Leistungsdruck verhaftet sind oder Frauen, die fürchten, sexuell nicht attraktiv für den Partner zu sein, machen den anderen oder sich selbst lediglich zum Sexualobjekt: Sie bleiben mit sich selbst beschäftigt, ohne innerlich zum Partner herüberreichen zu können oder von ihm berührt zu werden. Diese kulturell vorgeprägten Muster sind Teil der oberflächlichen sexuellen Sozialisierung unserer Gesellschaft. Auf tieferen Ebenen kämpfen beide Partner oft mit grundlegenden Bindungsängsten oder Selbstwertproblemen, die über die Zeit partnerschaftlich in einen intimen Dialog überführt werden können. Über deren gemeinsame Bewältigung können sich das Interesse aneinander und das Zusammengehörigkeitsgefühl vertiefen, die dann wiederum die Möglichkeiten einer vertrauensvoll gelebten Sexualität erweitern können. Sexualität ist dann gleichrangig neben anderem, sie ist Teil der Bindung und der partnerschaftlichen Entwicklung. In ihr ist Liebe nicht nur ein Gefühl, sondern auch eine Entscheidung. Sexualität ist dann nicht mehr alleiniger Ausdruck der Intensität, sondern der guten Atmosphäre einer Partnerschaft geworden.[84]

Patrick Carnes beschreibt weitere Merkmale einer gesunden Sexualität wie z. B. die Ehrlichkeit in der Begegnung, der vertrauensvolle, aber auch spielerische Charakter einer Beziehung, das Akzeptieren des Unperfekten, das gemeinsame positive Erleben und der daraus resultierende Zuwachs an Selbstvertrauen sowie die Vertiefung der Liebesbeziehung.[85]

Zu einer gesunden Sexualität gehört auch die Fähigkeit, sie genießen zu können. Das ist keine Selbstverständlichkeit: Gerade Süchtige haben es schwer mit dem Genuss! Aus Angst, zu kurz zu kommen, wird hastig an der Zigarette gezogen, gierig vom Teller gegessen und ungeduldig das erste Glas heruntergespült. Diejenigen, die so stark in ihrem Leben angetrieben werden, den Genuss zu suchen, können mit ihm oft schlecht umgehen. Aus echtem Genießen kann sexuelles Glück entstehen und ein Gefühl von Sättigung und Zufriedenheit.

Vereinfacht ausgedrückt lässt sich sagen, dass dem sexuellen Verlangen auch der Wunsch nach Liebe unterlegt ist. Ein »Testergebnis« über gesundes Sexualverhalten erhält man, wenn man nüchtern und ehrlich die Auswirkungen der sexuellen Begegnung auf die Gefühlswelt betrachtet:

- Wie fühlen sich beide Partner direkt nach der sexuellen Begegnung und einige Tage danach?
- Ist es für beide eine positive Erfahrung gewesen?
- Hat das Bedürfnis nach Liebe seinen Platz erhalten?
- Oder war es ein Genuss mit Reue?
- Sind Scham- oder Schuldgefühle entstanden?
- Gab es solche Situationen schon häufiger?

Aus diesen einfachen Beobachtungen lassen sich oft schon wertvolle Schlussfolgerungen ziehen. In der Selbsthilfegruppe für Sex- und Liebessüchtige (SLAA) wird das englische Akronym SAFE verwendet, um eine grobe Hilfestellung bei der Entscheidung zu geben, ob ein Sexualverhalten gesund ist (SAFE = not secret, not abusive, no bad feelings afterwards, not empty of relationship). Das bedeutet: Nicht süchtig machende Sexualität findet im Intimen, aber nicht im Geheimen statt, ist eingebettet in eine persönliche Beziehung und frei von Macht und Missbrauch, sie löst keine schlechten Gefühle in den Partnern aus.

Sich dem Problem stellen

Es ist nicht leicht, Einsicht in eigene Probleme zu erlangen und der Wahrheit ins Auge zu sehen. Wenn wir von unseren Wünschen und Trieben gedrängt werden, entziehen sich Tragweite und Folgen unseres Verhaltens leicht unserem Blick. Bei der Sucht ist es besonders schwer, die eigene Betroffenheit und die daraus resultierenden Folgen zu erkennen. Es ist geradezu ein Wesenszug der Sucht, dass sie dem Betroffenen den Blick auf seine Realität vernebelt oder gar versperrt. Im Bereich süchtiger

Sexualität ist es meist noch diffiziler, weil das Problem von außen kaum zu erkennen ist. Anders als bei Esssüchtigen oder Alkoholikern, sieht man einem Sexsüchtigen seine Abhängigkeit nicht an. Dazu kommt, dass niemand eine vollständige Sicht auf die Sexualität eines anderen hat. »*Meinen Freundinnen habe ich von dem Onanieren nie erzählt. Ich hab mich immer so geschämt*«, sagt Marie-Claire. Sex ist eine intime Angelegenheit, eine Privatsache, über die nur mit sehr wenigen Menschen gesprochen wird. Besonders abweichend erlebtes sexuelles Verhalten wird im Geheimen gelebt und vor anderen verborgen gehalten.

Verzerrte Selbstwahrnehmung

Auch die Selbstwahrnehmung der Süchtigen ist manchmal verzerrt. Wenn ein Mann seit 20 Jahren täglich zu sadistischen Phantasien onaniert, dann hat sich eine Gewöhnung gegenüber diesen Gedanken eingestellt. Das Problematische daran wird ihm kaum auffallen. Als normal empfindet man das, was man selbst ist und tut. Wenn man beispielsweise in einer Familie aufgewachsen ist, in der eine verführerische Atmosphäre mit sexuellen Anspielungen herrschte – wie soll einem als Erwachsener dann auffallen, dass man beinahe alle Beziehungen sexualisiert und dass dies Teil eines süchtigen Musters ist?

Rechtfertigungen

Das Rechthabenwollen ist Teil des psychischen Gleichgewichts und trägt zur (Selbst-)Sicherheit bei. Menschen kennen daher viele Wege, sich gegen Wahrheiten zu wappnen, sie zu relativieren oder abzuwehren. Zum Beispiel, indem sie die Schuld beim anderen suchen à la: »Wenn meine Frau nicht so prüde wäre, hätte ich das Ganze nicht nötig gehabt.« Natürlich tut sich der Sexsüchtige mit dieser Haltung keinen Gefallen: Sie entlastet ihn nicht wirklich, noch nimmt sie ihm die Verantwortung für sein eigenes Handeln ab. Vielmehr verstärkt diese Haltung das Gefühl von Ohnmacht und Abhängigkeit gegenüber anderen.

Das wahre Ausmaß von Problemen wird besonders dann heftig verleugnet, wenn man Angst hat, sie könnten einen in ein schlechtes Licht rücken und beschämen. Man macht sich selbst vor, dass es »doch gar nicht so schlimm« sei. Diese Verleugnung vor sich und anderen nimmt bei Süchtigen mitunter krasse Formen an. So kann ein sturzbetrunkener Alkoholiker davon überzeugt sein, dass er kaum etwas getrunken habe. Ein Verhalten, das ans Versteckspiel kleiner Kinder erinnert: Man hält sich die Augen zu und glaubt, unsichtbar zu sein.

Sehr häufig versuchen wir, unser Handeln zu rechtfertigen, indem wir es in Einklang bringen mit dem Verhalten anderer, nach dem Motto: »Das machen doch alle so!« Das eigene Verhalten wird eingereiht und dadurch vergleichsweise unauffällig. Ein Rechtfertigungsversuch, der für Sexsüchtige leicht ist, schließlich pflegen ja auch sehr bekannte Persönlichkeiten einen oft recht speziellen Umgang mit sexuellen Normen: Der ehemals mächtigste Mann der Welt hat Sex mit einer Praktikantin, ein deutscher Ministerpräsident wird in einem Puff entdeckt,[86] ein weltbekannter englischer Schauspieler wird mit einer Prostituierten im Auto fotographiert, ein konservativer englischer Premierminister hat eine jahrelange heimliche Liebschaft, und jüngst bestellte sich der damalige Vizepräsident des Zentralrats der Juden in Deutschland Sexarbeiterinnen ins Hotel.

Negativität als Folge

Bei sexuell Süchtigen ist die Fähigkeit, Signale auszusenden oder die von anderen zu deuten, verringert. Zudem leiden sie an inneren Schmerzen, die aus der Isolation, dem sich abgetrennt von anderen Erleben und aus Schuld- und Schamgefühlen resultieren. Diese Gefühle überträgt der Süchtige nach außen, er projiziert die dunkle Leere, in der er sich eingeschlossen fühlt, auf seine Umwelt. Fachleute nennen das Negativität: Der eigene innere Schmerz, der durch die Sucht betäubt ist, zeichnet ein düsteres, manchmal gar feindseliges Bild der äußeren Welt. Das macht es anderen – auch professionellen Helfern – schwer, zum Betroffenen vorzudringen.

Erkenntnis als erster Schritt aus der Isolation

Der Betroffene steht vor der Wahl: Entweder wagt er irgendwann das schmerzhafte Selbsteingeständnis oder er lässt die süchtige Entwicklung immer weiterlaufen. Sobald er an sich selbst leiden kann und sich traut, sich ungeschminkt und ehrlich im Spiegel zu betrachten, stehen ihm viele Wege offen. Jetzt kann er erlöst werden von der Verleugnung und Bagatellisierung seiner Süchtigkeit und sich aus der Isolation befreien. Beides wirkt selbst bei kleineren Geheimnissen schon sehr entlastend.

Anita berichtet, wie bedeutsam der Zeitfaktor für das Erkennen der eigenen Betroffenheit sein kann: »*In einer Ausbildung wurden wir von einem ehemaligen Drogenabhängigen, der sehr offen von sich erzählte, über Sexsucht unterrichtet. Ich habe alles fleißig mitgeschrieben, es hat mich nicht berührt. Ein Jahr später habe ich ein Buch über Sexsucht gelesen: Ich habe mich total wiedergefunden und fast jeden Satz unterstrichen. Es ist mir wie Schuppen von den Augen gefallen. Offensichtlich war ich erst jetzt bereit dafür.*« Insbesondere Mehrfachabhängige berichten immer wieder, dass erst die Trockenheit bei einer anderen Sucht die Augen für die eigene Sexsüchtigkeit geöffnet hat.

Um die eigene Süchtigkeit festzustellen, kann es helfen, einen längeren Abstinenzversuch zu wagen. Hans-Günther: »*Meine Ehe war kaputt gegangen, ich war allein. Ich dachte, es ist besser, wenn ich aufhöre, Pornos zu konsumieren oder so viel zu onanieren. Ohne Onanie konnte ich gerade mal 14 Tage leben, ohne Pornos vielleicht sechs bis acht Wochen. Da habe ich gemerkt, dass ich es nicht kontrollieren kann. So bewusst war es mir vorher noch nicht.*«

Süchtigkeit hat auch eine geschlechtsspezifische Komponente, die Affinität zu bestimmten Süchten unterscheidet sich bei Männern und Frauen. Beim Alkoholismus beispielsweise überwiegen die Männer mit 70 zu 30 Prozent deutlich, während es sich bei der Tablettenabhängigkeit genau umgekehrt verhält. Bei den nicht stoffgebundenen Süchten wie der Esssucht überwiegen die Frauen mit 90 zu 10 Prozent. Bei der Sexsucht ist es umgekehrt. Hier haben wir ein Mann-zu-Frau-Verhältnis von 80 zu 20 Prozent. Ähnlich wie Alkoholismus scheint Sexsucht eine Bewältigungsform zu sein, die in besonderem Maße der männlichen Disposition und Sozialisation entgegenkommt.

Bei allen Suchtformen können sich Ausprägungsform und -art zwischen den Geschlechtern etwas unterscheiden. Biologische, entwicklungsbedingte und kulturelle Einflüsse liegen dem zu Grunde. Sie schaffen auch bei der Sexsucht geschlechtsbezogene Sehnsüchte, Phantasien und Handlungen. Deshalb gibt es unterschiedliche Selbstbeurteilungsfragebögen für Männer und Frauen.

Selbsttest: Bin ich sexsüchtig?

Zwei bewährte (wenn auch hohen wissenschaftlichen Ansprüchen nicht entsprechende) Tests wurden aus den Arbeitsgruppen um Patrick Carnes entwickelt.[87] Sie erlauben Betroffenen einen guten Einstieg zur Selbstbeurteilung, können allerdings die Exploration durch einen Experten nicht ersetzen. Die Fragebögen wurden für US-amerikanische Verhältnisse erstellt, wodurch die Verwendbarkeit etwas eingeschränkt wird.[88] Der M-SAST Fragebogen (Men's Sexual Addiction Screening Test)[89] berücksichtigt süchtiges männerspezifisches Sexualverhalten.

1. Sind Sie als Kind oder Jugendlicher sexuell missbraucht worden?
2. Abonnieren, kaufen oder leihen Sie regelmäßig Zeitschriften oder Videos, die explizit sexuelle Darstellungen enthalten?
3. Hatten Ihre Eltern Schwierigkeiten mit ihrem eigenen sexuellen Verhalten oder mit Liebesangelegenheiten?
4. Sind Sie oft stark mit sexuellen Gedanken beschäftigt?
5. Glauben Sie, dass Ihr sexuelles Verhalten nicht normal ist?
6. Haben sich Ihr Partner oder andere Menschen, die Ihnen etwas bedeuten, je über Ihr sexuelles Verhalten besorgt gezeigt oder sich darüber beschwert?
7. Haben Sie Schwierigkeiten, Ihr sexuelles Verhalten aufzugeben, auch wenn Sie wissen, dass es unangemessen ist?
8. Haben Sie sich jemals schlecht gefühlt wegen Ihres sexuellen Verhaltens?

9. Hat Ihr sexuelles Verhalten jemals für Sie oder Ihre Familie zu Problemen geführt?
10. Haben Sie jemals Hilfe gesucht, weil Sie sich auf eine Weise sexuell betätigt haben, die Sie eigentlich gar nicht mochten?
11. Haben Sie sich jemals darüber Sorgen gemacht, dass andere Menschen etwas über Ihre sexuellen Aktivitäten herausfinden könnten?
12. Wurde jemand durch Ihr sexuelles Verhalten emotional verletzt?
13. Sind Ihre sexuellen Aktivitäten teilweise gesetzeswidrig?
14. Haben Sie sich selbst versprochen, einen Teil Ihrer sexuellen Aktivitäten zu beenden?
15. Haben Sie Anstrengungen unternommen, Teile Ihrer sexuellen Aktivitäten zu beenden und sind gescheitert?
16. Verstecken Sie Ihr Sexualverhalten teilweise vor anderen?
17. Haben Sie versucht, mit bestimmten Teilen Ihres Sexualverhaltens aufzuhören?
18. Haben Sie sich jemals durch Ihr Sexualverhalten erniedrigt gefühlt?
19. War Sex für Sie ein Weg, Ihren Problemen zu entfliehen?
20. Fühlen Sie sich nach sexuellen Aktivitäten depressiv?
21. Haben Sie jemals die Notwendigkeit verspürt, mit einem Teil Ihres Sexualverhaltens aufzuhören?
22. Haben Ihre sexuellen Aktivitäten Ihr Familienleben gestört?
23. Hatten Sie jemals sexuellen Kontakt mit Minderjährigen?
24. Fühlen Sie sich von Ihrem sexuellen Verlangen kontrolliert?
25. Haben Sie jemals daran gedacht, dass Ihr sexuelles Verlangen stärker ist als Sie selbst?

Für Frauen ist es in unserer Gesellschaft noch schwerer, sich Sexsucht einzugestehen und sich in Behandlung zu begeben. Während beispielsweise sexuelle Eroberungen für Männer einen Prestigegewinn bedeuten, wird eine Frau, die gleichzeitig mehrere sexuelle Beziehungen eingeht, sozial abgewertet. Der W-SAST-Fragebogen (Women's Sexual Addiction Screening Test) enthält 25 Fragen, die besonders auf die Erfassung von sexuell zwanghaftem Verhalten bei Frauen ausgelegt sind.[90]

1. Wurden Sie als Kind oder Jugendliche sexuell missbraucht?
2. Kaufen Sie sich regelmäßig Bücher, die Liebesgeschichten enthalten oder Zeitschriften, die sexuell betonte Darstellungen enthalten?
3. Haben Sie Liebesbeziehungen weitergeführt, obwohl sie emotional oder körperlich missbräuchlich wurden?
4. Sind Sie oft stark mit sexuellen Gedanken oder mit romantischen Tagträumen beschäftigt?
5. Haben Sie das Gefühl, dass Ihr Sexualverhalten normal ist?
6. Haben Ihr Partner oder andere wichtige Menschen sich je Sorgen gemacht oder sich beschwert über Ihr Sexualverhalten?
7. Haben Sie Schwierigkeiten, Ihr sexuelles Verhalten zu stoppen, wenn Sie erkennen, dass es unangemessen ist?
8. Fühlen Sie sich schlecht wegen Ihres Sexualverhaltens?
9. Hat Ihr Sexualverhalten Ihnen oder Ihrer Familie jemals Probleme bereitet?
10. Haben Sie schon mal Hilfe in Anspruch genommen, weil Sie sich auf eine Weise sexuell verhalten haben, die Sie eigentlich gar nicht mochten?
11. Haben Sie sich je Sorgen darüber gemacht, dass Menschen etwas über Ihr Sexualverhalten herausfinden könnten?
12. Hat Ihr Sexualverhalten jemals jemand anderen verletzt?
13. Haben Sie je im Austausch für Geschenke oder Geld an sexuellen Aktivitäten teilgenommen?
14. Haben Sie Zeiten, in denen Sie Ihre Sexualität stark ausleben und in der Folge Phasen, in denen Sie gar keinen Sex haben?
15. Haben Sie versucht, eine bestimmte Art der sexuellen Aktivität zu beenden, ohne dass Sie dabei erfolgreich waren?
16. Verstecken Sie Teile Ihres Sexualverhaltens vor anderen?
17. Kann es passieren, dass Sie mehrere Liebesbeziehungen gleichzeitig eingehen?
18. Haben Sie sich je herabgewürdigt gefühlt durch Ihr Sexualverhalten?
19. Waren Ihre Sexualität oder Ihre Liebesphantasien ein Weg für Sie, Ihren Problemen zu entfliehen?
20. Fühlen Sie sich depressiv nach einer sexuellen Begegnung?

21. Beteiligen Sie sich regelmäßig an sadomasochistischen Praktiken?
22. Haben Ihre sexuellen Aktivitäten Ihr Familienleben gestört?
23. Haben Sie sich sexuell je mit Minderjährigen eingelassen?
24. Fühlen Sie sich durch Ihre sexuellen Bedürfnisse oder romantischen Phantasien kontrolliert?
25. Glauben Sie, dass Ihre sexuellen Bedürfnisse stärker sind, als Sie selbst?

Individuelle Unterschiede der Verletzlichkeit

Ein weiterer Faktor kann helfen, »den eigenen Standort« sexueller Süchtigkeit genauer zu bestimmen. Das gleiche sexuelle Verhalten hat für verschiedene Menschen auch verschiedene Folgen. Beispiel: Ein Mann besucht einen Pornoshop, sexuell aufgeladen streunt er anschließend durch den Rotlichtbezirk. Seine Erregung steigert sich und entlädt sich bei der Masturbation in einem Pornokino. Wenn es sich in diesem Beispiel um einen ungebundenen, jungen Mann handelt, dann mag man sein Sexualverhalten vielleicht angemessen finden. Wenn ein verheirateter Pfarrer sich so verhält, hat das ganz andere Konsequenzen. Der junge Mann erleidet möglicherweise keine Nachteile durch sein Verhalten. Der Pfarrer hingegen muss negative Konsequenzen bei der Entdeckung befürchten: Er gefährdet seine Glaubwürdigkeit, seine Ehe und seinen Arbeitsplatz. Fazit: Es gibt Unterschiede in der Verletzlichkeit, jeder hat eine individuelle Vulnerabilitäts- oder Grenzlinie. Je größer die Verantwortung, die jemand inne hat, je höher der soziale Rang, den er in der Gesellschaft einnimmt, um so mehr wird die Fähigkeit von ihm erwartet, seine sexuellen Bedürfnisse entsprechend den jeweils bestehenden Normen zu kontrollieren.[91] Und wenn jemand trotz realer schwer wiegender Konsequenzen sexuell ausufernd lebt, verdeutlicht dies den starken inneren Druck und die fehlende Schamhemmung, die ihn zum Ausagieren antreiben – beides ein Hinweis auf Kontrollverlust, eines der Merkmale von Sucht.

Sexuelle Abstinenz und Entzugserscheinungen

Wer das eigene Verhalten als süchtig erkannt hat, ist bereits den ersten unentbehrlichen Schritt raus aus der Sucht gegangen. Erkenntnis ist die Voraussetzung, auf der alle weiteren Schritte aufbauen; sie verändert die Perspektive radikal. Ein nasser Alkoholiker leidet vielleicht darunter, dass er wochentags seinen Alkoholkonsum bremsen muss, um seine Arbeitsfähigkeit nicht zu gefährden. Ein trockener Alkoholiker, der seine Alkoholkrankheit erkannt hat und bewältigen möchte, fürchtet sich hingegen vor den langen, unstrukturierten Wochenenden, da sie eine größere Rückfallgefahr für ihn bedeuten. Nicht mehr der unbeschwerte Alkoholkonsum, sondern die Abstinenz vom Alkohol ist zum erstrebenswerten Ziel geworden.

Allerdings ist bei der Sexsucht – genauso wie bei der Esssucht – das Problem nicht radikal durch absolute Abstinenz lösbar. Das Ziel ist vielmehr eine gesunde, wirklichkeitsnahe und beziehungsorientierte Sexualität. Aber um dies zu erreichen, wird zu Beginn eine »sexuelle Totalaustrocknung« – eine Abstinenzphase von ein bis drei Monaten – empfohlen. Diese limitierte zölibatäre Zeit kann einen sexuellen Entzug auslösen. Brigitte berichtet: *»Manche Leute haben große Angst vor dem Entzug. Die hatte ich nicht, meine Sucht war schlimmer. Ich wusste, wenn ich süchtig bleibe, sterbe ich, also riskiere ich lieber den Entzug.«*

Millionen Menschen leben in Deutschland ohne Sex. Aber für jemand, der an häufige sexuelle Aktivitäten gewöhnt ist, erscheinen Tage, Wochen und Monate sexueller Abstinenz wie eine Ewigkeit. Die Ängste davor sind groß. Oft bestehen abstruse Vorstellungen, es könnte sich dabei im Körper etwas aufstauen, platzen, zurückbilden oder auflösen.

Zudem ist der Abstinenzbegriff in unserem Kulturkreis belastet. Das erschwert eine positive Einstellung dazu. Die Menschen erholen sich offenbar noch immer von jahrhundertelang oktroyierten Verboten und Einschränkungen und haben weiterhin Nachholbedarf. Obwohl wir heutzutage stärker vom Überfluss als vom Verzicht bedroht sind, wird Abstinenz mit Askese und Verzicht assoziiert und nicht mit Freiheit. Durch den Entzug bekommt der Betroffene das Ausmaß seiner sexuellen Süchtigkeit vorgeführt. Ein über viele Jahre entwickeltes feinabgestimmtes Suchtsystem wird plötzlich in seiner Funktion unterbrochen. Das kann ein Schock sein.[92] Axel erzählt: »*Als ich meine große pornographische Sammlung in den Müllcontainer schmiss, verspürte ich ein starkes Ziehen und Schmerzen in Brust und Bauch. Es war, als wenn ich einen guten Freund verloren hätte.*« Angela berichtet: »*Beim Entzug habe ich richtige körperliche Schmerzen gehabt. Ich hatte das Gefühl, als wenn ich aus einer offenen Wunde bestehe, die ohne Ende blutet. Die Anfechtungen waren groß. Dann habe ich das erste Mal in meinem Leben vor mir selbst kapituliert. Ich habe auf dem Boden gelegen, gezittert und mich wie tot gefühlt. Ich wusste nur eins: Ich wollte nicht ›trinken‹, sondern sexuell trocken bleiben – manchmal war es nur für die nächsten zwei Minuten möglich. Dann wieder für die nächsten zwei Minuten. In dieser Zeit hatte ich seltsame Zustände. Wenn ich mit dem Rad gefahren bin, habe ich mich von außen betrachtet, so als wenn ich neben mir herfahren würde. Auch war ich nicht fähig, Gespräche mit anderen Menschen zu führen. Überall hat die Sucht gelauert. Jeder Mann war für mich ein Gespenst, eine Bedrohung. Vor jedem Bild, vor jeder Zeitung habe ich Angst gehabt. Ich war auf dem Nullpunkt angekommen.*«

Zu den Entzugserfahrungen können neben dem erhöhten Verlangen nach Wiederausleben der Sucht oder Verlagerungen in andere Süchte u.a. Ängste und Selbstzweifel, Depression und Verzweiflung, erhöhte Reizbarkeit, Wutausbrüche, verstärkte Tagträumereien oder Zwangsgedanken gehören. Auch Schmerzzustände, Schlafstörungen (teilweise mit sexuell eingefärbten Träumen), Konzentrationseinbußen, Energieverlust oder Energieschübe können auftreten. Diese Symptome sind als Adaptationsprozesse des Organismus anzusehen: Sie dienen dem Körper dazu, in manchen seiner Grundfunktionen wie Hormonhaushalt oder Steuerung von Antrieb, Emotion oder Schlaf-Wach-Rhythmus ein neues Gleichgewicht zu finden.

Manche Menschen schaffen den Entzug und die sexuelle Totalabstinenz allein mithilfe der Selbsthilfegruppen. Andere nehmen zusätzlich eine ambulante psychotherapeutische Behandlung in

Anspruch, wieder andere begeben sich zu einer stationären psychotherapeutischen Behandlung in eine Klinik, in der sie auch die Gelegenheit zum Besuch der Selbsthilfegruppen haben.

Nach der zölibatären Zeit und dem durchgestandenen Entzug hat sich das sexuelle Verlangen meist deutlich reduziert. Jetzt gelingt es dem Betroffenen zumeist, seine Situation nüchterner zu betrachten. Durch die Entzugserfahrung ist es leichter für ihn geworden, die süchtige Seite von seiner gesund empfundenen Sexualität zu trennen. Daraus leitet die Selbsthilfegruppe SLAA beispielsweise neue Grenzlinien und persönliche sexuelle Abstinenzkriterien ab, die der Betroffene einhalten will. Beispiele: Für einen verheirateten Mann, der nicht süchtige sexuelle Kontakte zu seiner Frau und gleichzeitig süchtige Kontakte zu Männern hat, kann sexuelle Trockenheit dann die Abstinenz von den homosexuellen Kontakten bedeuten. Der ungebundene, pornographie- und onaniesüchtige Mann kann sexuelle Trockenheit als Abstinenz von Onanie und jeglichem Kontakt mit pornographischem Material definieren. Eine Frau, die Sex in ihrer Partnerschaft nicht süchtig lebt, aber süchtige Affären hat, müsste auf letztere verzichten. Ein Mensch, der bislang missbräuchliche Sexualität in Hörigkeitsbeziehungen auslebte, muss diese Art der »Freundschaften« aufgeben.

Es ist vor allem in der Anfangszeit nicht immer möglich, süchtige Sexualität sicher von nicht süchtiger zu unterscheiden. Entsprechend können sich die eigenen Abstinenzkriterien über die Jahre etwas verändern. In den Selbsthilfegruppen für Sexsüchtige gibt es zudem unterschiedliche Abstinenzkonzepte. Die sexuelle Abstinenz verfolgt drei Ziele:

1. Der alte Teufelskreis von Auslöser – sexuellem Ausleben – Reue mit Scham- und Schuldgefühlen wird unterbrochen. Das ohnehin negative Selbstbild des Süchtigen verschlechtert sich nicht weiter, da die ausufernden sexuellen Handlungen entfallen. Die Sucht wird erst mal zum Stillstand gebracht. Dem Betroffenen geht es besser: Die sexuelle Abstinenz stärkt sein Selbstwertgefühl und seine Selbstachtung.
2. Der Betroffene lernt, sich selbst Grenzen zu setzen. Gerade der Süchtige, dem in seiner Kindheit entweder im Rahmen von Vernachlässigung keine Grenzen oder infolge von Gewalterfahrungen zu rigide Grenzen gesetzt wurden, ist oft rebel-

lisch geworden gegen alles, was ihm von außen Grenzen setzen will. Jetzt lernt er – nicht fremdbestimmt, sondern aus einem vertieften eigenen Interesse an sich selbst – Grenzen zu setzen und einzuhalten. Sein Selbstvertrauen bekommt dadurch positive Impulse.

3. Jetzt können Ängste, Selbstzweifel, Verlust- oder Wutgefühle ungehindert auftreten, die vorher mit Lüsternheit und Sexualität unterdrückt oder verschoben wurden. Es sind Unsicherheiten und schmerzhafte Gefühle, die der Betroffene schon seit Kindheit oder Jugendzeit hat. Möglicherweise tauchen jetzt, da das »Schmerzmittel« fehlt, auch bislang verdrängte, schmerzhafte Erinnerungen wieder auf. Durch die Abstinenz offen gelegt, können diese Gefühle und Ereignisse jetzt erstmals direkt einer Aufarbeitung und gesunden Bewältigung zugänglich werden. Dabei unterstützen die Selbsthilfegruppen, hier setzt auch der psychotherapeutische Prozess an.

Erste Schritte aus der Sucht

Das Entfernen der Suchtmittel, die sexuelle Abstinenz, der Besuch der Selbsthilfegruppen, die Veränderung der Lebensführung, das Lernen, mit Versuchungssituationen und Rückfällen umzugehen, die ambulante oder stationäre Psychotherapie – all diese wichtigen Maßnahmen sind miteinander verbunden und werden parallel begonnen. Die hier gewählte Reihenfolge der Darstellung dient der Lesbarkeit, ohne eine Hierarchie oder Gewichtung der Themen zu beabsichtigen.

Sich von den Suchtmitteln trennen

Sowohl aus den Erfahrungen der Selbsthilfegruppen als auch aus therapeutischer Sicht haben sich einige erste konkrete Maßnahmen als unverzichtbar herausgestellt.

1. Der Süchtige muss sich soweit wie möglich von seinen Suchtauslösern trennen. Der Eine muss dafür die Adressen von Sexkontakten löschen oder darauf verzichten, sich sexuell herausfordernd herzurichten. Der Andere meldet den privaten

Internetzugang ab, lässt sein Handy sperren oder die Satelliten-Schüssel abmontieren. Der Nächste muss sich von seiner Pornosammlung und seinen Sexspielzeugen trennen. Da auch Kontaktanzeigen, alte Liebesbriefe, Fotos etc. den Suchtdruck erhöhen können, gehören sie ebenfalls entsorgt.

2. Umfeld und Situationen, die in der Vergangenheit zu flüchtigen sexuellen Kontakten oder sexuellem Ausagieren geführt haben, sollten gemieden werden: Disko, Sauna, Parkplatz, Spaziergänge in der Dunkelheit, Spielplätze, Parks oder bestimmte Stadtteile. Auch der Kontakt zu manchen Menschen kann Sexräusche auslösen: »*Ein Kontakt mit meinen Eltern bringt hundertprozentig eine Rückfallserie mit sich. Wenn ich nur meine Mutter sehe, kommt das alte Muster wieder hoch*«, sagt Anton. Man kann eine Liste erstellen mit all den Menschen, zu denen der Kontakt – jedenfalls für eine Zeit – besser zu meiden ist, und eine Liste mit denen, die sich positiv auf die innere Verfassung auswirken.
3. Alle Dinge, die die Schwelle der Verführbarkeit absenken, sollten gemieden werden: Alkohol, Drogen, Fernsehen, Zeitschriften, übermäßig viel unstrukturierte Zeit, zu viel Geld im Portemonnaie. Jeder kennt seine individuellen Gefährdungen.

Rituale stoppen

Das süchtige Ausleben ist eingebunden in wiederkehrende, gleiche oder ähnliche Abläufe. Man nennt sie Rituale. Diese Rituale in ihren einzelnen Etappen identifizieren zu können, erschließt dem Betroffenen die Möglichkeit zu einem frühen Gegenhandeln. Die Verhaltenstherapeuten haben die Rituale bei der Sucht am besten untersucht und dabei ein interessantes Auslösemuster gefunden: Offenbar beginnt auch der Sexrausch häufig mit einer so genannten SUD (engl. Seemingly Unimportant Decision; dt.: Scheinbar Unwichtige Entscheidung).[93] Ganz zu Beginn eines sexsüchtigen Rituals steht eine gewöhnliche, scheinbar unbedeutende Entscheidung, die mit Sex erst mal gar nichts zu tun hat. Das kann zum Beispiel die Entscheidung sein, nur kurz ins Internet zu gehen, um die E-mails abzurufen – es kann mit einem mehrstündigen Sexrausch online enden. Oder man entscheidet, noch mal kurz in die Stadt zu gehen, um die Lebensmittel dort billiger einzukaufen als im Supermarkt nebenan – und findet sich später an einem Treffpunkt für anonymen Sex wieder.

Gedankenkarussell stoppen

Sex- und Liebesphantasien können der Anfang eines Rückfalls sein. Daher stellt sich die Frage, wie man diese Gedanken begrenzen kann. Die Fähigkeit zur Selbstbeobachtung stellt den Schlüssel für verschiedene Möglichkeiten zur Verfügung. Von Anfang an ist es wichtig, einige direkte oder indirekte Techniken – sozusagen als »Erste-Hilfe-Maßnahmen« – zu kennen und anzuwenden.

Bei den *indirekten Techniken* wird die Art der Aktivität verändert. Beispiel: Wer beim Zeitunglesen lüsterne Phantasien entwickelt, beendet diese Betätigung und macht etwas anderes. Auch die Veränderung der Aktivitätsebene kann hilfreich wirken: Wer in Ruhe lüsterne Gedanken entwickelt, kann sie durch Bewegung unterbrechen – und umgekehrt. Manchmal hilft auch schon eine kleine Veränderung der Körperposition, um das Gedankenkarussell zu verändern, andere Male sind größere Veränderungen wie z. B. ein Langlauf nötig.

Zu den *direkten Techniken*, störende Gedanken zu beeinflussen, zählt die Ablenkung und die Konzentration auf etwas anderes. Auch die »Gedankenstopptechnik« aus der Verhaltenstherapie ist hilfreich: Dabei wird laut in die Hände geklatscht und Stopp gerufen. Störende sexuelle Gedanken können auch durch Humor und liebevolle Selbstkommentierungen gestoppt werden (»Wenn das meine Mama wüsste ...«). Für Betroffene, die dem Christentum nahe stehen, eignet sich besonders gut das so genannte Herzensgebet (»Herr erbarm' dich meiner«), um das süchtige gedankliche Kreiseln zu beenden.

Es geht nicht darum, nie mehr störende Gedanken zu haben, sondern das Verfestigen und Anhaften dieser Gedanken zu beenden. Gewohnheitsmäßig eingeschliffene Phantasien reagieren nämlich hartnäckig, manchmal auch mit Gedankenzwängen, wenn man lediglich versucht, sie zu unterdrücken. Sowohl das ungehinderte, süchtige Suchen als auch das Unterdrücken mit inneren Selbstvorwürfen oder -beschimpfungen führen letztlich nur zu einer noch massiveren Anhaftung dieser Gedanken. Statt gegen die Gedanken anzukämpfen, braucht es mehr eine gewährende, neutrale und beobachtende Haltung. Ähnlich wie in der Meditation sollte man bereit sein, die Gedanken loszulassen und freizugeben. Dem süchtigen Gedankenkarussell kann man positive Gedanken entgegenstellen. Beispiel: Statt mit begehrlichen Blicken die süchtigen Phantasien in sich anzuheizen, stellt man sich vor, dass dem Objekt der Begierde etwas Positives widerfährt, dass er einen liebevollen Partner findet oder sich ein lang gehegter Wunsch erfüllt. Ein anderer Weg: Die Gedankenkette auszuweiten, zum Beispiel so: Eine sexsüchtige Frau, die sich eine stimulierende Begegnung mit ihrem verheirateten Liebhaber vorstellt, beendet diese Phantasien, in dem sie überlegt, wie sich dessen Frau wohl fühlt, was im Sohn ihres Liebhabers vorgeht etc.

Alle diese Techniken beenden die abgehobene Phantasietätigkeit immer nur kurzzeitig. Davon braucht man sich nicht entmutigen lassen. Manchmal treten störende lüsterne Liebesträumereien viele dutzend Mal täglich ins Bewusstsein. Es braucht Erfahrung und Übung, aber vor allem auch Zeit, zu lernen, ihnen immer wieder aufs Neue wirksam zu begegnen. Sinnbildlich in Anlehnung an Martin Luther gesprochen: »Du kannst es nicht ändern, dass schwarze Vögel über deinen Kopf fliegen, aber du kannst verhindern, dass sie Nester in dir bauen.«

Veränderung der Lebensführung

Sexsüchtige wachsen oft unter extremen Umständen auf. Verwahrlosung, Angst und Gewalt können das Familienmilieu prägen. Oft gibt es keinen vorhersehbaren, geregelten Tagesablauf. Dingen des Alltags wird wenig Bedeutung eingeräumt, sie werden vernachlässigt. Durch ausgeprägte Schamgefühle und ein miserables Selbstwertgefühl verbunden mit der stecken gebliebenden Autonomieentwicklung, ist die Fähigkeit des Sexsüchtigen, gut für sich selbst zu sorgen, oft unterentwickelt. Gesunde Angewohnheiten und wohltuende Aktivitäten hingegen dienen dazu, das Körpergefühl zu verbessern, den Selbstwert zu stärken und die Scham zu mindern.

Selbstfürsorge: Es beginnt bei den täglichen Grundfunktionen: Morgens rechtzeitig aufzustehen und sich abends zeitig zur Ruhe zu begeben, gehört zur Disziplin. Das Waschen oder Duschen, die Pflege des Körpers und die geschmackvolle Auswahl sauberer und gepflegter Kleidung werden zu einem festen Bestandteil des Tagesablaufs. Dies alles sind für viele Sexsüchtige keine Selbstverständlichkeiten, da sie in der Kindheit oft wenig dazu angehalten wurden. Zudem fehlt ihnen ein gutes Gefühl für ihren Körper, manchmal lehnen sie ihn regelrecht ab. Aufmerksame Körperpflege kann dazu beitragen, die körperlichen Bedürfnisse zu erfüllen und ein positives Gefühl zum eigenen Körper zu entwickeln. Zum Wohlfühlen gehört es ebenso, in einer aufgeräumten Wohnung zu leben, die entsprechend dem eigenen Geschmack eingerichtet ist.

Sicherheit: Manche Sexsüchtige müssen lernen, für die eigene Sicherheit zu sorgen: sich beim Autofahren immer anschnallen, beim Fahrradfahren einen Helm tragen, bestimmte Menschen oder gefährliche Gegenden meiden, nachts in Begleitung ausgehen etc.

Arbeit: Einer geregelten Tätigkeit nachzugehen gehört zum Genesungsweg. Sie gibt dem Tag Struktur und Sinn. Viele Süchtige müssen aber ein neues Gleichgewicht von Aktivität und Ruhe finden. Je nach Typ unterscheiden sich die Ziele: Der sich arbeitsmäßig Überlastende sollte lernen, die Arbeitszeit zu begrenzen, Erholungspausen einzulegen und sich Belohnungen zu gönnen. Demjenigen, der aufgrund seiner inneren Unstrukturiertheit bislang in der Arbeit wenig Fuß fassen konnte, helfen Arbeitspläne mit erreichbaren Teilzielen, Arbeitskurven, die das Erreichte dokumentieren und Belohnungssysteme.

Essen: Oftmals fehlt dem Sexsüchtigen ein gesunder und lustvoller Bezug zum Essen. Da er überhaupt Schwierigkeiten hat, seine Bedürfnisse zu erkennen, ist auch in diesem Bereich die Selbstfürsorge unzureichend. Häufig weiß er gar nicht, auf welche Speisen er Appetit hat. Und er nimmt sich auch nicht die Zeit, Lebensmittel einzukaufen, zuzubereiten und an einem gedeckten Tisch zu essen. Ob man in einem Fast-food-Laden seinen Hunger stillt oder einen Freund zu einem gemeinsamen Abendessen zu sich einlädt – dazwischen liegen Welten.

Soziale Kontakte: Sexsüchtigen fällt es schwer, Kontakte zu anderen Menschen zu knüpfen und zu halten. »*Ein Sexsüchtiger hat keine Freunde*«, fasste ein Betroffener einmal seine Isolation zusammen. Freundschaften einzugehen gehört deshalb zu den wichtigen Veränderungen der Lebensumstände: sich zu gemeinsamen Aktivitäten verabreden, Einladungen aussprechen oder annehmen, Feste wie den eigenen Geburtstag feiern. Entgegen vorherrschender Meinung hat der Süchtige nämlich große Probleme, aus seiner Glasglocke herauszutreten und mit anderen ausgelassen, freudvoll oder genießerisch zu sein. Frei von der Droge, kann er dies jetzt üben: bei Gesellschaftsspielen, im Sportverein, im Chor, in der Kirchengemeinde etc.

Bewegung: Die positive Wirkung von Bewegung auf die körperliche Gesundheit ist schon lange anerkannt. Sexsüchtige haben oft nicht nur einen Bewegungsmangel, sondern durch die Körperwahrnehmungsstörung auch ein schlechtes Körpergefühl. Sport verbessert Stimmung, unterstützt Stressbewältigung und Selbstbewusstsein[94] und hat sich als Behandlungsmethode bei verschiedenen psychischen Störungen wie Depressionen oder Ängsten inzwischen gut etabliert. All diese positiven Auswirkungen sind auch für den Sexsüchtigen ein großer Gewinn. Für ihn kommen vor allem Ausdauersportarten wie Walking, Laufen, Radfahren, Schwimmen, Skilanglauf oder Aerobic in Frage, bei denen körpereigene Opiate, die Endorphine, ausgeschüttet werden.[95] Auch Mannschaftssportarten sind sinnvoll, da sie neben der Bewegung auch soziale Kontakte ermöglichen.

Natur: Städtisches Leben stimuliert die Sinne ziemlich aufdringlich und sendet viele sexuelle Reize an den Süchtigen aus. In der Natur dagegen gibt es weniger »laute« Reize. Sie zwingt den Geist zur Einfachheit. Spaziergänge oder ausgedehnte Wanderungen in Parks, Wald oder Wiesen beruhigen und wirken emotional stabilisierend. Für den eher überreizten Sexsüchtigen kann die Natur zu einer fortwährenden Erholungsquelle werden.

Haustiere: Die regelmäßige Versorgung eines Haustieres nimmt den Halter einerseits in die Verantwortung und trägt andererseits zur Strukturierung des Tages bei, mildert die Isolation und bietet einen großen emotionalen Gewinn. Das Streicheln einer zutraulich schnurrenden Katze und das Kennenlernen ihrer Reaktionsweisen erwärmt das Herz.

Hobby: Kreative oder handwerkliche Tätigkeiten wie Holzarbeiten oder Gärtnern o. ä. sind nicht nur sinnvolle Freizeitbeschäftigungen, sondern stärken über die dabei entstehenden Fähigkeiten und Fertigkeiten auch das Selbstvertrauen und das Selbstwertgefühl.

Psychotherapeutische Behandlung

Leider gibt es im deutschsprachigen Raum nur wenig Ärzte und Psychotherapeuten, die Erfahrung mit der Behandlung von Sexsucht haben und eine qualifizierte Therapie anbieten können. Am ehesten findet man sie im ambulanten oder stationären Bereich unter den Professionellen, die eine aktive Zusammenarbeit mit den Selbsthilfegruppen fördern. Wenn noch andere psychische Erkrankungen oder Suchterkrankungen vorliegen, ist eine stationäre Behandlung meist unausweichlich. Fernab vom Alltag ist es leichter, die vielen erforderlichen Veränderungen zu bewältigen. Mehrfachabhängige lernen im ersten Schritt beispielsweise die Abstinenz von Alkohol; erst nach ausreichender Stabilisierung in diesem Bereich wird dann die Sexsucht angegangen.

Das Therapiekonzept, das heute Anwendung findet, folgt den Behandlungskonzepten von Suchterkrankungen. Die vielfältigen Erscheinungsformen und Krankheitsursachen der Sexsucht, die in der ganz persönlichen Lebensgeschichte der Betroffenen ihre Grundlage haben, verlangen entsprechend eine individuelle, mehrdimensionale und Schulen übergreifende Behandlung.

Sie sollte sowohl symptomorientiert an Verhaltensänderungen ansetzen als auch tiefenpsychologisch die Möglichkeit bieten, die eigene süchtige Entwicklung in den lebensgeschichtlichen Zusammenhängen zu verstehen, das Konflikthafte aufzuarbeiten und sich in einem letzten Schritt vielleicht damit auszusöhnen. Weitere bedeutsame Behandlungsbestandteile sind themenzentrierte Gruppenpsychotherapie, Körpertherapie, Kreativtherapien, Traumatherapie, Medikamente, Entspannungsverfahren und das Erlernen einer gesunden Lebensführung.

Abklärung des Problems

Wie könnte der Ablauf einer Behandlung aussehen?

Anamnese: Zunächst findet eine gründliche Erhebung der Vorgeschichte samt körperlicher Untersuchung statt, die eine fundierte Bewertung der Situation und der Krankheit des Betroffenen ermöglicht. Gespräche mit Angehörigen, testpsychologische Untersuchungen und gegebenenfalls zusätzliche technische Untersuchungen (z. B. Blutuntersuchung) vervollständigen das Bild und helfen, Begleiterkrankungen wie Depression oder Folgeerkrankungen wie Geschlechtskrankheiten zu erkennen.

Sexualanamnese: Die Erhebung der Sexualanamnese ist bereits Teil des therapeutischen Prozesses. Der Betroffene führt die Bestandsaufnahme all seiner sexuellen Aktivitäten detailliert und schriftlich durch. Der ungeschützte, ehrliche Bericht fällt dem Sexsüchtigen oft schwer. Er war es gewohnt, heimlich seinen süchtigen Aktivitäten nachzugehen. Schuld- und Schamgefühle, aber auch der Wunsch, seinen sexuell ausufernden Aktivitäten unvermindert nachzugehen, haben bisher einen offenen Umgang verhindert. »Du bist so krank wie deine Geheimnisse«, ist deshalb ein wichtiger Grundsatz in der Suchttherapie. Die Offenheit ist entlastend, zudem ermöglicht sie ein genaues, nüchternes Bild der Situation und gibt hilfreiche Hinweise über Auslöser, Abläufe und Auswirkungen des sexsüchtigen Verhaltens.

Therapieziele: Klient und Therapeut besprechen gemeinsam die Therapieziele und legen sie fest: Welche alten Verhaltensweisen sollen abgebaut und welche neuen aufgebaut werden? Welche Defizite bestehen und wie können sie ausgeglichen werden? Neben den Fragen, die mit der sexuellen Abstinenz zusammenhängen, können so beispielsweise die Verbesserung der Kontakt- und Konfliktfähigkeit oder der Umgang mit Emotionen Therapieziele sein.

Die nächsten Schritte

Im ersten Jahr der Therapie ist es ein Behandlungsschwerpunkt, den Betroffenen im Erreichen und Aufrechterhalten seiner sexuellen Abstinenz zu unterstützen. Nach der Trennung von den Suchtauslösern geht es um ein noch genaueres Kennenlernen der verschiedenen, individuellen Auslösemechanismen. Denn neben den offensichtlichen Auslösern gibt es noch indirekte und verdeckte, die sich – teils bewusst gelenkt oder aber auch vollkommen unbewusst – über eine bestimmte Zeit anbahnen. Beispiel: Ein Sexsüchtiger neigt dazu, sich über einen längeren Zeitraum zu überlasten und zu überfordern, z. B. bei der Arbeit oder in der Familie. Irgendwann stellt sich ein Gefühl von Zukurzkommen oder Benachteiligung ein, verbunden mit dem Wunsch nach Kompensation. Beim Sexsüchtigen endet das im Sexrausch. Anderes Beispiel: Eine sexsüchtige Frau reagiert auf Kränkungen mit verstärkten Onanieimpulsen. Dieser Zusammenhang muss ihr zuerst klar werden, dann kann sie lernen, Kränkungen zu vermeiden, frühzeitig zu erkennen und anders zu bewältigen.

All das gesammelte Wissen über die näheren Zusammenhänge des süchtigen Verhaltens vermittelt dem Betroffenen einen tieferen Einblick in die Abläufe und Funktion seines spezifischen sexsüchtigen Repertoires. Es hilft ihm, eigene Grenzen zu setzen und einzuhalten. »Abstinenzverträge« mit dem Therapeuten und in den Selbsthilfegruppen unterstützen dabei und helfen, die langjährigen Konditionierungen abzuschwächen.

Die kognitive Verhaltenstherapie ist in diesem Stadium sinnvoll und sehr gut geeignet, Verzerrungen im Denken, Selbsttäuschungen oder irrationale Denkweisen zu erkennen und zu verändern. Beim Sexsüchtigen sind die Gedanken über Sexualität oft verzerrt. Häufige Wahrnehmungsverzerrungen sind beispielsweise: »Für alle Menschen hat die Sexualität eine so große Bedeutung wie für mich.« – »Sexuelle Bedürfnisse kann man nicht steuern.« – »Ohne Sex wird man krank.« – »Was mein Partner nicht weiß, macht ihn nicht heiß.« – »Onanie tut niemandem weh.« – »Wenn mein Partner keinen Sex mit mir haben will, liebt er mich nicht mehr.« – »Ein Mann kann nicht anders.«

Sexsucht transportiert sich auf der Gedankenebene primär über Phantasien. Sie helfen, Teile des eigenen Erlebens oder der realen Welt zu betäuben oder auszublenden und können täglich vielfach, beispielsweise durch begehrliche Blicke auf geeignete Sex- und Liebesobjekte, entfacht werden. Und Phantasien erzeugen »Suchtdruck«, also den Wunsch, sexuell zu agieren. Die vollzogenen sexuellen Handlungen markieren lediglich den Endpunkt in der süchtigen Kaskade. Zusätzlich lösen sexualisierte Blicke und Phantasien schädigende Schuld- und Schamgefühle aus. Deshalb ist es für den Sexsüchtigen so wichtig, bewusst Zugang zu seinen Phantasien zu finden und sie – auch wenn sie nur flüchtig sind – zu beobachten. Dadurch kann er neben dem Erlernen der beschriebenen Gedankenkontrolltechniken ihre Natur und Inhalte erkennen und verstehen lernen. Die sexuellen und auch nicht sexuellen Phantasien sollten in Psychotherapie bzw. Selbsthilfegruppe eingebracht werden. Dafür ist viel Vertrauen nötig, die große Schamhürde muss überwunden und auf negative Selbstbewertungen verzichtet werden. In stationären Behandlungseinrichtungen in den USA werden mehrmals täglich Minikontakte zu Therapeuten hergestellt, in denen die Süchtigen lernen, offen über ihre sexuellen Phantasien zu berichten. Statt wie gewohnt im Phantasieren das Äußere nach innen zu nehmen und ins Heimliche zu verschieben, wird nun das Innere nach außen – sozusagen ans Licht – gebracht. Durch das Sich-Mitteilen wird die innere Ersatzfunktion dieser Phantasien durch eine reale Begegnung abgelöst. Die Phantasien verlieren dabei mit der Zeit einen Teil ihrer magnetischen Anziehungskraft. Der Betroffene wird ermutigt, die Teile seiner Phantasien zu begrenzen, die Auslöser oder Bestandteil seines süchtigen Rituals darstellen.

Auch liebevolle Selbstgespräche und die Kontaktaufnahme zu seinem »inneren Kind« helfen. Dieser Ansatz bietet sehr viele ausgezeichnete Möglichkeiten der nachträglichen inneren Bemutterung oder Bevaterung[96] und ist im Unterkapitel Traumatherapie näher beschrieben.

Einzeltherapie

Die psychotherapeutische Behandlung ermöglicht das Einlassen auf eine und den Aufbau einer vertrauensvollen Beziehung zu einem Psychotherapeuten über einen längeren Zeitraum. Obwohl die Beziehung künstlich und professionell ist, entstehen paradoxerweise gerade dadurch besondere Möglichkeiten, sich zu öffnen. Die Einzeltherapie soll dem Süchtigen helfen, seine innere Zurückgezogenheit und Isolierung zu überwinden und den Zugang zu sich und anderen zu verbessern.

In der tiefenpsychologisch orientierten Einzeltherapie, die hier beispielhaft skizziert wird, werden aktuelle Gefühle, Probleme und Konflikte nicht nur im Zusammenhang mit der gegenwärtigen Lebenssituation betrachtet, sondern auch in Bezug auf Kindheit und Jugend. Meistens haben sich die Gefühle und Reaktionsarten, die ein Mensch heute zeigt, bereits in der Kindheit ausgeformt. Sie stellen eine sinnhafte Antwort auf Kindheitserfahrungen dar. Es kann jedoch problematisch sein, wenn man, ohne es zu merken, quasi mit der alten Kindheitsbrille, auf das Heute schaut und entsprechend reagiert. Beispiel: Bei der Arbeit wird ein harmloser Witz über einen Mann gemacht, seine Kollegen lachen gutmütig. In der Kindheit wurde dieser Mann oft von seiner Familie verlacht und lächerlich gemacht. Das assoziiert er unbewusst, die alten Gefühle und Kränkungen tauchen automatisch wieder auf. Wie in seiner Kindheit zieht er sich innerlich voller Scham zurück und schwört sich, seinen Kollegen nie mehr etwas Privates zu erzählen. Die Folge: Er isoliert sich innerhalb der Kollegenschaft und entwickelt Kündigungsphantasien. Die Psychotherapie hilft ihm, seine Überempfindlichkeit zu verstehen, die angemessenen Gefühle über die in der Kindheit erlittenen Verletzungen zuzulassen und seine heutigen Reaktionsweisen konstruktiv zu verändern. Der Satz »Die

Realität des Kindes ist die Neurose des Erwachsenen« beschreibt das Phänomen.

Die Einzeltherapie hilft dem Betroffenen, ganz bewusst auf die Gefühle zu achten, die er in Konfliktsituationen entwickelt. Doch nicht nur die bereits vorhandenen Gefühle sind wichtig, sondern auch die, die er noch nicht fühlen kann. Im oben genannten Beispiel könnten die versteckten Gefühle z. B. Wut über die Aggressoren sein und/oder die Trauer darüber, dass er in seiner Kindheit so oft lächerlich gemacht worden ist. Die eigenen Gefühle zu klären, zu benennen und ihre Signalfunktion zu erkennen, ist Teil der Wirksamkeit dieser Therapiemethode. Die Fähigkeit, die eigenen Affekte zu identifizieren und zu klären erhöht das »Selbst-Bewusstsein«. Sie verschafft eine bessere Innen- und Außenorientierung und entsprechend vielseitigere Kommunikationsmöglichkeiten.[97]

Einzeltherapie schafft einen guten, Halt gebenden Rahmen für einen tief greifenden Trauer- und Loslösungsprozess. Kindliche Mangel- und Demoralisationserlebnisse und Traumata lassen im Individuum immer wieder den Wunsch nach Erfüllung, Befreiung und Erlösung entstehen. In einer Kette von Wiederholungszwängen – zum Beispiel der Sucht – wird die ehemalige Tragik weiter angestoßen und immer wieder schmerzhaft belebt. Es ist die nie enden wollende Suche nach dem Vermissten und die Sehnsucht nach dem, was einem ohne persönliche Schuld vorenthalten wurde. Nach einer Phase der Bewusstwerdung über das volle Ausmaß der eigenen Schädigung und nach einer Zeit des Aufschreis und der Wut gegenüber denen, die das zugelassen und verantwortet haben, kommt der abstinent Lebende in eine Phase der tiefen Trauer über das Vermisste, in der er die großen, schmerzhaften Verluste in seiner Kindheit verkraften muss. Nun erlebt er das tiefe und reife Gefühl, dass sich die Suche nach der elterlichen Liebe vielleicht nie mehr erfüllen wird, dass er diese Suche nicht erfolgreich abschließen kann. Erst im Loslassen erlischt der Anspruch und der Vorwurf an andere. Trauern heißt etwas für immer zu verlieren. Dadurch kommt ein echter Loslösungs- und Ablösungsprozess in Gang, der ganz neue und kreative Kräfte freisetzt und eine eigene Lebensperspektive erschafft.

Gruppentherapie

Stellvertretend für Gruppentherapieverfahren sollen hier die themenzentrierten Ansätze vorgestellt werden. Diese Therapiegruppen arbeiten meist mit Methoden der Verhaltenstherapie und beschäftigen sich mit den Themen Stress, Selbstbehauptung, Angst oder Rückfallprophylaxe. Alle diese Themen können im Einzelfall für einen Sexsüchtigen als zusätzliches Angebot relevant sein. Die Teilnahme an Gruppenangeboten trägt zudem zur Minderung der Isolationstendenzen bei. Themenzentrierte Gruppenpsychotherapie speziell für Sexsüchtige gibt es bisher nur vereinzelt in Deutschland. In den USA dagegen gibt es verschiedene auf Sexsucht spezialisierte Behandlungseinrichtungen, vorwiegend Tageskliniken, in denen in angeleiteten Gruppen Themen wie Einsamkeitsbewältigung, Umgang mit Versuchungssituationen, Tagesstrukturierung, Umgang mit Angehörigen oder Sexrückfall offen behandelt werden.

Medikamentöse Therapie

Im Einzelfall ist die medikamentöse Behandlung sinnvoll. Wenn der Sexsüchtige unter ausgeprägten depressiven Symptomen leidet, ist der Einsatz von Antidepressiva ratsam. Es gibt eine spezielle Unterart dieser Medikamente: Antidepressiva aus der SSRI-Gruppe. Sie wirken nicht nur antidepressiv, sondern dämpfen auch die sexuelle Erregbarkeit leicht. Dies wird von den Betroffenen gerade in der Anfangszeit gern als Hilfe angenommen. Bei sexsüchtigem Verhalten, in dessen Rahmen es zu Straftaten gekommen ist, wird auch eine hormonelle, die männlichen Sexualhormone unterdrückende medikamentöse Therapie eingesetzt, die stark dämpfend auf den Sexualtrieb wirkt.

Traumatherapie

Stellvertretend für die Traumatherapieverfahren soll hier das EMDR (engl. Eye Movement Desensitization and Reprocessing; dt. Wiederbelebung und Desensibilisierung durch Augenbewegungen) beschrieben werden. Dieses Verfahren kann z. B. im Rahmen einer Einzeltherapie durchgeführt werden. In der Wissenschaft der Psychotraumatologie, die sich in den letzten Jahren zunehmend etablieren konnte, hat sich herauskristallisiert, dass ein Psychotrauma unabhängig von der sonstigen belastenden Situation eigene, traumaspezifische Reaktionen auslösen kann. Obwohl das Trauma vielleicht schon Jahrzehnte zurückliegt, kann es beim Traumaopfer, sinnbildlich gesprochen, wie aus einer chronisch entzündeten Wunde andauernd eitern. Der traumatische Prozess mündet dann unter Umständen in eine posttraumatische Belastungsstörung, die einer eigenen Therapie bedarf.

Ziel der Traumatherapie ist, dem Betroffenen das Gefühl der Kontrolle über sein Erleben zurückzugeben und die emotionale Bewältigung zu ermöglichen. Die oft nur bruchstückartig vorhandenen Erinnerungsfetzen sollen zu einem ganzheitlichen Bild zusammengefügt und dadurch zu einer anerkannten Erfahrung werden.

Das EMDR geht auf Francine Shapiro zurück, die am Mental-Research-Institut in Palo Alto/Kalifornien tätig war. 1987 entdeckte sie zufällig die Wirksamkeit von Augenbewegungen auf belastende Gedanken. Sie hatte selbst gerade eine Krebserkrankung überlebt und bemerkte, dass sich ihre belastenden Erinnerungen immer dann besserten, wenn sie ihre Augen in horizontaler Richtung schnell hin und her bewegte. Sie ging diesem Phänomen nach und entdeckte die traumadesensibilisierende Wirkung dieser Augenbewegungsmethode. Die genaue Wirkungsweise der Methode ist noch nicht geklärt, sie hängt zusammen mit der Reizung der traumarelevanten Bestandteile im limbischen System. Im EMDR werden drei Therapiephasen unterschieden.

1. Mithilfe von Augenbewegungen werden mit dem Klienten Stabilisierungsübungen durchgeführt. Dabei lernt er, wie positive innere Bilder helfen, sich von emotional belastenden Erinnerungen zu distanzieren. Eine Phantasieübung beispielsweise besteht aus den folgenden Schritten: einen vollkommen sicheren Ort finden, an dem man sich geschützt und geborgen fühlt; diesen Raum beim Auftauchen von traumatisch bedingten, be-

lastenden Erinnerungen oder Gefühlen aufsuchen. Dies lässt sich dann bewusst zur Stabilisierung einsetzen. Der Klient erfährt, dass er sich so selbst vor traumatischen Triggern und Flashbacks schützen und sich selbst Trost spenden kann.[98] Verschiedene weitere Stabilisierungsmöglichkeiten haben Patienten im Rahmen ihrer Traumabearbeitung selbst herausgefunden.[99] Es sind wohltuende Aktivitäten wie: malen in verschiedenen Variationen als Ausdruck oder als Übung; schreiben: Tagebuch, Briefe oder einfach drauflos; heißen Tee trinken; für guten frischen Duft sorgen, z.B. mit Duftölen; an Dingen wie Holz, Obst oder Pflanzen riechen (»sichere« Gerüche, die nicht ans Trauma erinnern); heiß oder kalt duschen, abrubbeln und eincremen; Kontakt zu Menschen aufnehmen und sagen, wie man sich gerade fühlt; Dinge ordnen, aufräumen oder verschönern; körperlich arbeiten, dabei auf die Belastungsgrenze achten; das Schreckliche und Schlimme aufschreiben oder sonst irgendwie symbolisch darstellen und anschließend wegpacken; sich Gesichter oder Gesten der Kinder oder des Partners vorstellen; Kuscheltier oder Wärmflasche auf den Bauch legen; sich in ein schönes Tuch hüllen; in Bewegung kommen, um die Starre und drohende Lähmung zu überwinden; herausfinden, was der Trigger und was die Realität von damals war; etwas erschaffen, z.B. eine Puppe basteln, ein Blumenbeet richten oder Brot backen; sich umziehen; Musik hören oder singen; stille Momente in sich ansammeln und festhalten; spielen; gute Bücher lesen; etwas Schönes unternehmen wie Ausstellungs- und Konzertbesuche, Ausflüge; mit Wärmflasche und heißer Milch ins Bett gehen; auf innere Anspannungsgrenzen achten und gegebenenfalls ausruhen und sich zurückziehen; die ganze Konzentration auf eine winzige kleine Sache richten, mit allen Sinnen wahrnehmen; atmen, tief ein- und vor allem tief ausatmen.

2. In der zweiten Phase der Traumabehandlung kommt es zur Exposition mit dem Trauma. Mithilfe der Augenbewegungen wird das traumatische Material bearbeitet. Die emotionale Belastung der Erinnerung fällt dabei oft bereits nach wenigen Sitzungen drastisch ab. Die Häufigkeit der Flashbacks und die Stärke der emotionalen Kontingenzen kann deutlich abgemildert werden. Für den Sexsüchtigen bedeutet das, dass auch ein

Teil der Auslöser für seine Sexexzesse, die sich aus der traumatischen Erfahrung gespeist haben, jetzt an Heftigkeit verlieren. So kann EMDR nicht nur zu einer erfolgreichen Traumabehandlung, sondern auch zu einem Nachlassen der süchtigen Impulse beitragen. Manche Sexsüchtige lernen beim erfolgreichen Durchlaufen einer EMDR-Traumatherapie, lüsterne Impulse oder Rituale in der Frühphase durch bestimmte Augenbewegungen zu unterbrechen.

3. Zum Schluss muss das Trauma in die Persönlichkeit des Klienten integriert werden. Oft bewirkt die direkte Phase der Traumabearbeitung anschließend einen ruhigeren, klareren Blick auf die eigene Biographie, der allerdings auch illusionsärmer geworden ist. Das Selbstwertgefühl steigt meist im Laufe des Prozesses sowie die Fähigkeit, zu anderen Menschen in Beziehung zu treten. Die Erwartungen an andere sind anschließend oftmals reduziert, was die Eigenverantwortung stärkt. Es gehört zum Lernprozess des Traumatisierten, Hilfe und Trost nicht mehr nur von außen zu erwarten, sondern sich selbst zu geben.

Dabei hilft die Arbeit mit dem so genannten »inneren Kind«[100]: Der Betroffene lernt, Mitgefühl für sich selbst zu entwickeln und seinem »inneren Kind« Hilfe und Trost zu gewähren. Schließlich sind viele traumaassoziierte Gefühle Kindergefühle: Das verletzte Kind war von diesen Gefühlen vollkommen überfordert und verdrängte sie, weil es damals keine positive Zuwendung bekam, um die Gefühle verarbeiten zu können. Das kann nun in einer nährenden, spielerischen Weise imaginiert nachgeholt werden. Sobald nun Ängste oder Schamgefühle auftreten, erfährt das »innere Kind« jetzt nicht mehr Zurückweisung oder Desinteresse, sondern Zuspruch. In einer Art Rollenspiel (oder auch symbolisch, z. B. in Form eines Kuscheltiers) wird es liebevoll in den Arm genommen und getröstet. Die ausgeprägte Fähigkeit des Sexsüchtigen, phantasievoll zu visualisieren, wird so therapeutisch genutzt. Die Arbeit mit dem »inneren Kind« ist für den Süchtigen eine große Hilfe, für sich selbst zu sorgen und liebevoll seine rebellische, grenzenlose Seite zu beruhigen und einzugrenzen. Letztlich ist sie eine heilsame Fortsetzung des kindlichen Spiels mit all seinen magischen Facetten und daher eine echte Gegenbewegung zu dem früheren sexuellen Ausleben.

Kreativtherapien

Darunter versteht man verschiedene Ausdrucks-, Kunst- und Kreativtätigkeiten, die mit oder ohne Anleitung durchgeführt werden wie z. B. Musikinstrumente spielen, im Chor singen, Bilder malen, Briefe und Tagebuch schreiben, künstlerische Gestaltung und vieles mehr. Sie haben einen ausgesprochen positiven Einfluss auf die seelische Verfassung der Betroffenen.

Körperpsychotherapie

Das Gefühl für den Körper und seine Bedürfnisse ist beim Sexsüchtigen oft sehr gering ausgeprägt. Da er als Kind oftmals überhaupt keine erwähnenswerte Körperberührung kennen gelernt hat (Vernachlässigung) oder aber Berührungen in Form von Schlägen oder Übergriffen erlebt hat (Trauma) ist das Körperbewusstsein unterentwickelt. Über sich und seinen Körper nicht bestimmen zu können, ist eine prägende Erfahrung vieler Abhängiger. Deshalb kann eine zusätzliche körperpsychotherapeutische Behandlung von großem Nutzen sein. Stellvertretend für eine Vielzahl unterschiedlicher Methoden wird hier die Bonding-Psychotherapie des amerikanischen Psychotherapeuten Dan Casriel vorgestellt. Sie wurde in den 60er-Jahren unter anderem aus der Arbeit mit Drogenabhängigen entwickelt. Die ersten Erfahrungen von Bindung (engl. bonding) erwirbt ein Kind meist in der vertrauensvollen Beziehung zu seinen Eltern. Indem diese auf die Bedürfnisse des Kindes eingehen und ihm liebevolle Aufmerksamkeit in altersgemäßen Grenzen schenken, kann das Kind ein gesundes Vertrauen in sich und in seine Umwelt entwickeln. Der Sexabhängige findet von all dem in seiner Kindheit meist wenig, seine mangelhaften Bindungserfahrungen haben vielmehr ein verfrühtes und verstärktes Einsetzen des sexuellen Verhaltens ausgelöst. Es ist aber der unbewusste Wunsch beim Abhängigen erhalten geblieben, über den Weg Sex die vermisste primäre Bondingerfahrung doch noch nachzuholen. So kann man in Sexsüchtigen Kinder sehen, die sich in einem Erwachsenenkörper verstecken und hungrig nach Eltern suchen, die sie ohne Bedingungen lieben.[101] Werden sie aber heute mit der Liebe eines anderen Menschen konfrontiert, spüren sie erst, wie groß ihre Angst vor Nähe und Bindung in Wirklichkeit ist.

Diesem Bedürfnis kommt die Bonding-Psychotherapie entgegen. Dort werden in Gruppen in entsexualisierter Form intensive körperliche Nähe und emotionale Offenheit praktiziert und eingeübt. Die Bonding-Psychotherapie vermittelt dabei wirksam den Unterschied zwischen Sensualität und Sexualität. Sexualisierte Gefühle werden umgewandelt und zurückgeführt auf das ursprüngliche Bedürfnis nach Nähe und Geborgenheit.

Die fünf Basisemotionen Angst, Wut, Schmerz, Freude und liebevolle Bezogenheit können in diesem Verfahren kennen gelernt und in einer intensiven, physiologisch ursprünglichen Weise nach außen gebracht werden. In diesem emotionalisierten Prozess entsteht – auch mithilfe des Schreiens – eine zunehmende Sicherheit im Wahrnehmen, Erkennen und Ausdrücken der eigenen Gefühle. Hier stößt der Klient oft auf seine Unfähigkeit, Nähe zu anderen Menschen zuzulassen. Beziehungstraumata werden wieder erlebt, Gefühle von Scham und Ekel dem eigenen Körper gegenüber wahrgenommen. Auch wird er mit seinem negativen Selbstbild und seinen Isolationstendenzen konfrontiert. »Ich verdiene es nicht, geliebt zu werden« oder »ich habe eigentlich gar kein Recht zu leben« sind häufige Grundeinstellungen des Süchtigen sich selbst gegenüber.

Genau hier setzt der therapeutische Prozess an: In der liebevollen Nähe eines anderen Gruppenteilnehmers kann beispielsweise der wie hinter einem Schutzpanzer versteckte Schmerz endlich zugelassen werden. Das führt zu einer deutlichen psychischen Entlastung, die sich auch auf den Körper auswirkt. Im Sinne einer Nachreifung trägt dieses Verfahren zur Entwicklung eines positiven Bindungserlebens bei, das auch Körper- und Selbstbild verändert. Diese emotional korrigierenden Erfahrungen verbessern die Fähigkeit des Klienten, Beziehungen einzugehen oft deutlich.

In diesem Kapitel wurde ein idealtypisches Bild von sinnvollen Bausteinen einer psychotherapeutischen Behandlung gezeichnet. Letztlich muss in jedem Einzelfall ein passgenaues Therapiekonzept erstellt werden, um der Heterogenität dieser Störung und der individuellen Ausprägung Rechnung zu tragen. Aber Psychotherapie allein reicht in der Regel nicht aus.

Von größter Wichtigkeit ist der häufige und regelmäßige Besuch der Selbsthilfegruppen. Das destruktive sexuelle Thema ist im Betroffenen oft so drängend und überwältigend, dass beispielsweise eine wöchentliche Therapiesitzung bei weitem nicht ausreicht.

Selbsthilfegruppen

Selbsthilfegruppen lösen des öfteren zwiespältige Reaktionen bei Außenstehenden aus. Das trifft gleichermaßen auf Betroffene und Professionelle zu, die im Suchtbereich tätig sind. Die einen sehen darin lediglich eine nachrangige Ergänzung oder Konkurrenz zur »echten« Behandlung. Sie verbinden mit Selbsthilfegruppen Eigenschaften wie Pseudoexpertentum, Angepasstheit, Langeweile oder Seelenstriptease und bevorzugen die patriarchal strukturierte Expertenbehandlung. Aber andere wie der Psychoanalytiker Stavros Mentzos sehen in Selbsthilfegruppen eine »weltumfassende und sich ständig ausbreitende, neuartige Bewegung sui generis, die vielleicht besser in der Lage ist, den Not leidenden Menschen der spätindustriellen Gesellschaft Hilfe zu leisten, als die staatlich organisierte Versorgung oder andere ohnehin überholte oder ohnmächtige Institutionen.«[102]

Selbsthilfegruppen haben sich schon lange – wissenschaftlich zweifelsfrei – als hilfreich erwiesen. Der Austausch von Informationen, die Begegnung mit anderen Betroffenen und die Weitergabe von Erfahrungen sind zentrale Aspekte. Selbsthilfegruppen haben sich vor allem in den Lebens- und Problembereichen bewährt, in dem das Gesundheitssystem nicht ohne weiteres ausreichende oder anhaltende Lösungen zur Verfügung stellen kann.[103] Es gibt verschiedene Formen von Selbsthilfegruppen im psychosozialen Spektrum, zu vielen verschiedenen Themen.

Regeln der A-Selbsthilfegruppen

Die Selbsthilfegruppe nach dem so genannten 12-Schritte-Programm ist sowohl zahlenmäßig als auch im Hinblick auf ihre Verbreitung und Vernetzung weltweit am größten. Die Teilnahme an diesen A-Gruppen (A steht für Anonymität) ist freiwillig und kostenlos. Die Gruppen gehen auf die Anonymen Alkoholiker (AA) zurück, die 1935 von zwei Alkoholikern in den USA gegründet wurden. Die AA, denen weltweit mehrere Millionen Menschen ihre Trockenheit verdanken, gelten als »eines der großen Phänomene des 20. Jahrhunderts«.[104] Selbsthilfegruppen aus anderen Suchtbereichen wurden deshalb nach ihrem Vorbild gegründet und übernahmen das erfolgreiche Programm.

So haben seit Ende der 70er-Jahre – von professioneller Seite weitgehend unbeachtet – auch die Sexsüchtigen angefangen, eigene A-Gruppen zu bilden. In den USA gibt es inzwischen fünf verschiedene dieser 12-Schritte-Gruppen, wovon nur die Sex and Love Addicts Anonymous (Anonyme Sex- und Liebessüchtige) (SLAA) und die Anonymen Sexaholiker (AS) im deutschsprachigen Raum weit verbreitet sind.[105] Manche Gruppen bieten auch Online-Meetings an. Alle Gruppen verfolgen den gleichen Ansatz, haben aber etwas andere Gepflogenheiten. Die Definition der sexuellen Trockenheit beispielsweise ist unterschiedlich. Auch unterscheiden sich die Gruppen in der Zusammensetzung ihrer Teilnehmer etwas: Die Gruppe der SLAA wird z. B. auch von Beziehungssüchtigen besucht, die nicht unbedingt sexsüchtig sein müssen.

Regelmäßige Meetings: Die Gruppenbesuche sollten vor allem in der Anfangszeit mehrmals wöchentlich erfolgen. Das recht kindliche Denken mancher Süchtigen, dass dem Traum vom Durchbruch oder der Illusion der sofortigen Rettung nachhängt, kann diesem kontinuierlichen Aufwand nicht viel abgewinnen. Aber im Vergleich zu der Zeitmenge, die mit sexuellen oder romantisierenden Phantasien und deren Verwirklichung zugebracht wurde, erscheint der Kosten-Nutzen-Index äußerst günstig.

Anonymität: Die Gruppenmitglieder verpflichten sich innerhalb der Gruppe zur Verschwiegenheit. Sie kennen nur die Vornamen der anderen Teilnehmer, ihre Mitgliedschaft darf nach außen nicht bekannt werden. Es existieren auch keine Mitglieder- oder Anwesenheitslisten. Die Teilnehmer sind ohne Rücksicht auf Herkunft und Ansehen untereinander gleichgestellt. Dies ermöglicht, in einem geschützten Raum und in Verschwiegenheit ebenbürtig und offen über sich und seine Probleme zu reden. Die Mitglieder können darauf vertrauen, dass nichts von dem Gesagten nach außen gelangt, noch nicht mal ihre Teilnahme. Das ist auch ein wichtiger Schutz für bekannte Persönlichkeiten, die an den Meetings – so nennen sich die Treffen der Gruppen – teilnehmen.[106]

Über Probleme reden: In der Selbsthilfegruppe werden Themen wie sexsüchtiges Phantasieren und Verhalten, Genesungsfortschritte, das Arbeiten an den 12 Schritten, Umgang mit Konflikten und Rückfällen behandelt. Dazu geben die Teilnehmer hilfreiche Tipps, manchmal werden auch ganze Lebensgeschichten erzählt. Dem meist stark normorientierten Süchtigen fällt es in seinem gewohnten Umfeld schwer, offen von sich zu erzählen, weil er seine Handlungen und Schwächen sozial inakzeptabel findet und die Verurteilung durch andere berechtigterweise fürchtet. In der Selbsthilfegruppe aber leiden alle unter dem gleichen Problem. Das Teilnehmerspektrum reicht von Neuankömmlingen bis zu ausgefuchsten Oldtimern, die Jahre sexueller Trockenheit hinter sich haben. Dort bleibt die soziale Akzeptanz erhalten, denn die anderen Teilnehmer haben ja Gleiches oder Ähnliches durchgemacht. Es wird sogar zur absoluten Ehrlichkeit ermutigt. Beschönigungen, Halbwahrheiten oder Selbstlügen, die vielleicht im normalen Umfeld toleriert werden, haben in den Gruppen nicht lange Bestand. Geheimniskrämerei und Doppelleben können im Meetingraum endlich aufhören. Je offener sich jemand zu seinen Schwächen bekennen kann, desto befreiter fühlt er sich und umso eher können sich auch andere Teilnehmer damit identifizieren. »*So eine Ehrlichkeit habe ich noch nie erlebt. Wenn ich anderen in der Gruppe zuhöre, dann habe ich oft das Gefühl, sie erzählen das Geheimste von mir. Vorher habe ich immer gedacht: Ihr kennt doch nur eine Seite von mir, wenn ihr wüsstet, wie ich wirklich bin und was ich alles so mache. In der Gruppe war ich nur einer von vielen und noch nie hat mich jemand fertig gemacht oder abgelehnt wegen meiner sexuellen Probleme,*« sagt Klaus-Dieter.

Sich mitzuteilen, »sein Herz auszuschütten«, tut erfahrungsgemäß gut. Bei der Sexsucht hat es noch andere Qualitäten:

Sexuelle Themen offen anzusprechen, ist für viele Menschen schon schwer genug; über eigenes sexuelles Leid oder sexuelle Entgleisungen zu sprechen, fällt doppelt schwer. Für einen sexsüchtigen Menschen, der zusätzlich zur Isolation und inneren Abtrennung von anderen neigt, ist es nochmals eine größere Herausforderung. Voller Angst, Scham und Minderwertigkeitsgefühlen, nimmt er vielleicht das erste Mal an einem Meeting teil. Aber in der Überwindung dieser Hürde liegt ein großer Gewinn. Von Meeting zu Meeting, von Woche zu Woche, von Monat zu Monat verbessern sich seine Binnenwahrnehmung und seine Kontaktfähigkeit. Sich zu bekennen zu dem was man ist, bringt die Füße der Träumer wieder auf den Boden. Die Wahrheit über sich selbst macht unverwechselbar, verbindet mit anderen in der Gruppe und ist der Beginn eines neuen Selbstvertrauens.

Sponsorschaft: Ein zentraler Bestandteil der Selbsthilfegruppen ist die Sponsorschaft. Ein Sponsor ist ein Gruppenmitglied, das über eine längere Gruppenerfahrung und über eine stabile sexuelle Trockenheit verfügt. Im Regelfall hat er die 12 Stufen des Programmes bereits durchlaufen. Der Neuankömmling in den Gruppen wird dazu ermutigt, sich einen – meist gleichgeschlechtlichen – Sponsor zu suchen, der ihm neben den Meetings beim Erarbeiten dieser Schritte behilflich sein kann. Obwohl der Neuling schon nach kurzer Zeit meist über ein gutes telefonisches Netzwerk zu anderen Mitgliedern verfügt, kann der Sponsor zu einer bevorzugten Bezugsperson werden. Meist werden regelmäßige Kontakte außerhalb der Meetings vereinbart. In der Anfangszeit und in Krisenzeiten sind die Kontakte sehr häufig, manchmal sogar täglich. Mitunter gibt der Sponsor Tipps, wie John erzählt: *»Auf Anraten meines Sponsors habe ich mir ein Maßband gekauft. Jeden Tag, an dem ich trocken geblieben bin, schneide ich einen Zentimeter davon ab. Es ist nur eine Kleinigkeit, aber es tut mir gut, auf positive Dinge zu achten.«*

Die Sponsorschaft bewährt sich besonders in Krisen- und Versuchungssituationen. Süchtige sexuelle Impulse entstehen im Rahmen des Genesungsprozesses nämlich oft an den Tagen, an denen kein Meeting stattfindet. Der Kontakt zum Sponsor kann dann zur Befreiung von den ausgelösten sexuellen Impulsen beitragen. Das ist ein sehr bemerkenswerter Vorgang: Statt nach innen zu gehen und sich in seinen sexuellen oder romantischen Träumereien zu verlieren, geht der Betroffene nach außen, in den realen Kontakt zu einem Menschen, der ihn versteht und annimmt. In diesem Umlernprozess kommt es zum eigentlichen Härtetest. Denn der Betroffene hat jede Menge Abwehr dagegen, sich im Moment der Versuchung die Möglichkeit des sexuellen Handelns zu beschneiden. Eigentlich will er seinen Sponsor in dieser Situation gar nicht anrufen. Aber aus einem tiefer verstandenen Interesse an sich selbst lernt er jetzt seinen aus der Isolation geborenen Widerwillen zu überwinden.

Manchmal kommt es auch zu einer Art gegenseitiger Sponsorschaft: »*Jeden Morgen rufe ich einen Freund aus der Gruppe an, und wir erneuern gemeinsam unsere sexuelle Abstinenz. Dazu lesen wir uns gegenseitig zwölf Fragen vor, die wir einander wahrheitsgemäß beantworten. Wir fragen uns gegenseitig, ob wir in den nächsten 24 Stunden trocken sein wollen oder ob wir etwas planen, was uns beschämen würde oder über das wir anschließend enttäuscht wären. Das hilft mir. Es ist gefährlich für mich, etwas mit mir alleine auszumachen. Ich muss mich zu dem Kontakt zwingen, aber er nimmt die giftige Spitze*«, erzählt Pascal.

In der Regel sind Männer für Männer und Frauen für Frauen Sponsoren. Damit kann man bei Heterosexuellen wirksam der Gefahr begegnen, dass sich die Beziehung sexualisiert. Aus psychotherapeutischer Sicht hat es eine weitere positive Funktion. Der Sexsüchtige hatte meist in seiner Kindheit eine gestörte Beziehung zu seinem gleichgeschlechtlichen Elternteil. Dieser konnte ihm kein Ratgeber sein. Ein gleichgeschlechtlicher Sponsor ist aber ein solcher Mentor, der im übertragenen Sinne vielleicht wie eine Art Vater- oder Muttterersatz wirken kann. Natürlich hat er nicht wirklich Elternersatzfunktion, aber eine freundschaftliche integre Beziehung zu einem gleichgeschlechtlichen Vorbild kann beispielsweise den männlichen Gruppenteilnehmer in seiner männlichen Identifizierung stärken. Es ist Teil seines Weges »weg vom Haus der Mutter hin zum Haus des Vaters«.[107]

Die 12 Schritte

Der Kernpunkt des Selbsthilfeprogramms sind die aufeinander aufbauenden Stufen oder Schritte der Genesung. Sie sind für alle Gruppen gleich bzw. unterscheiden sich lediglich im ersten Schritt bei der Benennung des Suchtmittels oder Problems. Die 12 Schritte sind keine Vorschriften, sondern Vorschläge, die Bewährtes anempfehlen. Sucht wird nicht rein medizinisch oder psychologisch gesehen, sondern ganzheitlich betrachtet. Die seelisch-geistigen Folgen der Suchtentstehung bzw. des Suchtverlaufes werden mitberücksichtigt.

Erster Schritt (Kapitulation): Er lautet (leicht abgewandelt): »Wir gaben zu, dass wir der Lüsternheit bzw. der Sex- und Liebessucht gegenüber machtlos waren und unser Leben nicht mehr meistern konnten.«[108] Es ist das Eingeständnis der eigenen Machtlosigkeit dieser Sucht gegenüber, also Kapitulation. *»So, wie ich bisher mit der Sexualität umgegangen bin, so will und so darf und so kann es mit mir nicht mehr weitergehen. Es hat mein Leben kaputt gemacht«*, berichtet Heinrich.

In diesem Schritt zieht der Sexsüchtige nüchtern Bilanz: Wie hat mein Sexleben meine Entwicklung beeinflusst? Was gehört zu meinem sexuell süchtigen Repertoire? Welche Auswirkungen hat dies auf mein Leben gehabt? Wie hat es mein Selbstwertgefühl, meine Partnerschaften, Freundschaften, Gesundheit und meinen Kontostand usw. beeinflusst? Habe ich mein Verhalten wirklich immer unter Kontrolle gehabt? Hat es mich zum Lügen oder zum Führen eines Doppellebens gebracht? Diese Fragen beantwortet der Betroffene (für sich selbst) meistens in schriftlicher Form. Es ist hilfreich, die Auswirkungen der Sucht niederzuschreiben und sie schwarz auf weiß vor sich zu sehen.

Der erste Schritt ist gewissermaßen die eigene Bankrotterklärung. Es ist schmerzhaft, vor sich selbst zugeben zu müssen: »Das, wovon ich geglaubt habe, dass ich es unbedingt brauche, weil es mich frei und unabhängig macht, das, wovon ich mir versprochen habe, dass es mir gute und intensive Gefühle macht, all das führt im Gegenteil in mein persönliches Fiasko. Es raubt mir meine Achtung vor mir selbst, Partner und Kinder, Freundschaften und einen realistischen Bezug zur Umwelt. Es trennt mich immer mehr ab von anderen Menschen. Es hat mich nicht zum tollen Verführer oder Liebhaber gemacht, sondern im Gegenteil, ich bin in meiner Einsamkeit zum Sklaven meiner Sucht geworden.« Manchen Menschen erscheint diese Hürde unüberwindbar. Aber die vollständige Kapitulation, dieses ehrliche und nüchterne Eingeständnis, das die von Überheblichkeit und Stolz geblendete Sicht auf sich selbst ablöst, ist die Grundlage, auf der alles Neue aufbauen kann.

Zweiter Schritt (Glauben an die höhere Macht): Hier setzt der nächste Schritt ein (»Wir kamen zu dem Glauben, dass eine Macht größer als wir selbst uns unsere geistige Gesundheit wiedergeben kann«): Wenn die eigene Macht und der eigene Wille einen Menschen so tief in die Sucht hineinreißen, wenn die Macht der Angehörigen oder der Helfer ihn nicht aus der Sucht befreien kann, braucht es eine größere Macht als die eigene oder die des Umfelds. Aber wer ist diese höhere Macht? Für manche Gruppenmitglieder ist es die Gruppe selbst, für andere ist es ein kosmisches Prinzip und wieder andere nennen es Gott. In den Gruppen wird auf eine einheitliche Sicht keinen Wert gelegt.

Dritter Schritt (Vertrauen auf die höhere Macht): In diesem Schritt (»Wir fassten den Entschluss, unseren Willen und unser Leben der Sorge Gottes – wie wir ihn verstehen – anzuvertrauen.«) vertraut der Süchtige dieser höheren Macht oder diesem Gott, wie er ihn versteht, seinen Willen an. Damit ist so etwas wie »Dein Wille geschehe« aus dem »Vater Unser« gemeint. Der Süchtige, der erfahren hat, welche schlimmen Auswirkungen der eigene Wille haben kann, begreift diesen Satz in seiner ganzen Tiefe, wodurch eine Haltung von Demut angeregt wird. Die persönliche Kapitulation und die Haltung des Sich-Anvertrauens an eine höhere Macht wirken erleichternd und entlastend.

Spätestens hier melden sich Bedenken: Soll das etwa heißen, dass der Süchtige keinen eigenen Willen mehr haben soll bzw. dass er seinen Willen gedanklichen Phantastereien über irgendeine Art Gott überlässt? Dazu einige Überlegungen: Wer hilft den Kindern, ihren Willen konstruktiv und lebensbezogen, die eigenen Ziele fördernd und stärkend zu verwenden? Vielleicht waren es die Eltern (oder andere Erziehungspersonen). Und wer hat den Kindern Grenzen gesetzt, wenn sie Unfug gemacht, sich selbst oder andere geschädigt haben? Meist ebenfalls die Eltern. Aber wer kann heute den erwachsenen Süchtigen äußerlich oder gar innerlich eingrenzen, z. B. wenn er etwas tut oder tun möchte, was andere oder ihn selbst schädigt? Das kann eben niemand mehr! Das schaffen nicht die Eltern (»Die haben meinen Bruder sowieso immer vorgezogen«), das schafft nicht der Partner (»Der nutzt mich doch nur aus«), das schafft nicht der Arbeitgeber (»Der hat mir nur gekündigt, weil er es auf mich abgesehen hat«), das schafft nicht die Polizei (»Die haben es doch nur auf die Kleinen abgesehen«). Die eigenen Rechtfertigungen und Rationalisierungen wehren Kritik an unserem Verhalten scharfsinnig und erfolgreich ab.

In der Tiefe ist der süchtige Mensch von außen oft nicht mehr erreichbar. Der freiwillige Blick auf eine höhere Macht, oder Gott – wie er ihn versteht – kann ihm helfen, wieder erreichbar zu werden. Einem Gott kann man seinen rebellischen Willen leichter unterordnen. Man lernt dabei auch, dem eigenen selbstsüchtigen Willen zu misstrauen und Gott seinen – metaphorisch gesprochen – kranken Willen anzuvertrauen. Deshalb sprechen manche Sexsüchtige zum Beispiel im Moment der Versuchung mit ihrer höheren Macht: »Lieber Gott, ich bin jetzt gegenüber meiner Lüsternheit machtlos. Bitte nimm mein Recht, jetzt zu onanieren von mir. Ich jedenfalls kann damit nicht mehr umgehen!« Damit wird ein innerer Prozess angestoßen, der erfolgreich den Fokus verschiebt. Süchtige spüren oft eine sofortige Befreiung vom Suchtdruck und eine innere Entlastung, wenn sie ihr Recht auf sexuelles Ausleben abgeben können. »Loslassen, Gott überlassen« nennt sich das in der 12-Schritte-Sprache.

Um Missverständnissen vorzubeugen: Selbsthilfegruppen sind keine Sekten. Ihr Gott ist weder katholisch, evangelisch oder freikirchlich. Er ist sogar weder christlich, islamisch, jüdisch, buddhistisch oder hinduistisch. Entsprechend offenbart er sich nicht in besonderen Geboten oder Verboten, sondern allein in der Bereitschaft, die Tür zu ihm aufzustoßen und ihm Raum zu geben. Eine höhere Macht anzuerkennen, heißt, den süchtigen

Willen, der so viel Leid gebracht hat, einem guten großen Willen unterzuordnen.

Etwas paradox formuliert, könnte man vielleicht sagen, der zweite und dritte Schritt helfen, die sexualisierten durch nüchterne und konstruktive Gedanken zu ersetzen. Der Sexsüchtige nutzt seine Phantasiebegabung, um nicht mehr in einer imaginären, künstlich inszenierten romantisierten oder sexualisierten Welt zu leben, sondern um eine »reale Beziehung« zu seinem Gott aufzubauen.

Vierter Schritt (Bestandsaufnahme): Dieser Schritt (»Wir machten eine gründliche und furchtlose Inventur in unserem Inneren«) ist eine Bestandsaufnahme des Lebens. Der Betroffene denkt über seine Haltungen und Verhaltensweisen in der Vergangenheit nach und schreibt sie nieder. Bei dieser Inventur geht es um eine selbstkritische Durchleuchtung der eigenen Person: Wie habe ich mich verhalten in der Vergangenheit? Habe ich jemandem geschadet? Wer hat mir geschadet und wie habe ich darauf reagiert? Was bin ich in Wirklichkeit für ein Mensch? Stimmt mein Selbstbild mit dem wahren Bild von mir überein?

Diese Inventur bezieht sich nicht nur auf die Suchtkarriere, sondern geht tiefer. Sie zielt auf die ganze Person und beschäftigt sich auch mit anderen menschlichen Verfehlungen wie z. B. mit den aus dem Mönchtum bekannten sieben Todsünden Stolz, Geiz, Unkeuschheit, Groll, Unmäßigkeit, Neid und Trägheit. Dabei geht es weder um evangelische Zerknirschung und Moralinsauerkeit noch um katholische Fegefeuerangst, sondern nur um das neu geweckte, ureigene Interesse an sich selbst und um die Erkenntnis, dass alle Verfehlungen die eigene Befindlichkeit und den Seelenfrieden schädigen können.

»Denn alle diese Fehlhaltungen erzeugen Angst und Angst ist eine Erkrankung der Seele. Angst erzeugt weitere Charakterfehler. Die unbegründete Angst, dass unsere Basistriebe nach materieller Sicherheit, emotionaler Geborgenheit, Selbstbestätigung und Sexualität nicht befriedigt werden, treibt uns immer weiter: zum Begehren des Eigentums anderer, zu Sex und Machtgier. Wir werden wütend, wenn unsere Forderungen (Stolz) unerfüllt bleiben; uns packt der Neid, wenn sich die ehrgeizigen Pläne der anderen erfüllen, unsere dagegen nicht. Wir essen, trinken und begehren mehr von allem als wir nötig haben, aus Angst, wir würden nicht genug bekommen. Und aus einer echten Angst vor der Arbeit faulenzen wir. Wir bummeln oder schieben die Arbeit auf, oder wir erledigen sie mit halber Kraft. Diese Ängste sind wie Termiten. Bei allem, was wir uns im Leben aufbauen wollen, nagen sie uns ständig die Fundamente weg.«[109] Unbemerkt und unbewusst erzeugen diese Fehlhaltungen einen Teufelskreis, unter dessen Folgen der Süchtige und sein Umfeld leiden müssen. Diese »gründliche und furchtlose Inventur« erfasst den ganzen Menschen und zeigt ihm, wie er wirklich ist.

Fünfter Schritt (Fehler zugeben): In dieser Phase des Genesungsprogrammes (»Wir gaben Gott, uns selbst und einem anderen Menschen gegenüber unverhüllt unsere Fehler zu.«) wählt der Betroffene einen Menschen seines Vertrauens, mit dem er gemeinsam seine Lebensinventur macht. Das kann ein Sponsor im Programm sein, ein Freund, ein Pfarrer oder auch ein Psychotherapeut. Er versteckt sich nicht mehr und zeigt sich, wie er wirklich ist. Welch ein Schritt für einen Verkleidungskünstler, wie es der Süchtige ist! »Es ist der Anfang eines inneren Aufräumprozesses. Wenn wir mit unserer Vergangenheit im Reinen sind, können wir uns der Gegenwart stellen.«[110] Die Inventur der anderen in seinem Umfeld hatte der Süchtige ja schon oft gemacht, ihre Fehler hat er häufig bemängelt. Die Inventur bedeutet sinngemäß: »Jetzt schau ich auf mich und meine Fehler, und ich zeige mich einem Menschen meines Vertrauens und Gott.«

Sechster Schritt (Fehler benennen): Nun werden die eigenen Fehler benannt (»Wir waren völlig bereit, all diese Charakterfehler von Gott beseitigen zu lassen«). Dies ist ein Schritt, der Erwachsene von Kindern unterscheidet. Nach der vollzogenen Inventur erschließen sich dem Betroffenen seine Mängel und Schwächen. Der Süchtige ist jetzt in der Lage, seine Fehler zu benennen und einzugestehen. »Die Inventur hat mir gezeigt, dass ich dazu neige, ein beherrschender und egoistischer Mensch zu sein, der im Grunde genommen sehr viel Angst vor Ablehnung und Zurückweisung hat«, könnte zum Beispiel ein Teil der nüchternen Bilanz sein. Aber wer ist schon »völlig bereit«, so wie in diesem Schritt gefordert? Wahrscheinlich niemand. Das Beste, was man tun kann, ist ehrlich an dieser Bereitschaft zu arbeiten. Es geht nicht um Fehlerlosigkeit oder Vollkommenheit. Im Gegenteil, der Betroffene bleibt auf dem Boden, aber er arbeitet an sich und seiner Bereitschaft und öffnet sich für ein geistiges Ziel.

Siebter Schritt (Demütig bitten): Dieser Schritt (»Demütig bitten wir Ihn, unsere Mängel von uns zu nehmen.«) stellt, so kann man es vielleicht sagen, den seelisch-geistigen Höhepunkt dieses 12-Stufen-Programmes dar. Es ist eine komplette Umorientierung: Die Grundachse dreht sich weg von der süchtigen Egozentrik; nicht der Süchtige selbst verändert seine Fehler, sondern Gott, den er »demütig« darum bittet. Frei von Perfektion und Anspruch, gilt in den Gruppen die Haltung: »Ich gebe, was ich geben kann, um an den Fehlern zu arbeiten, aber das Ergebnis überlasse ich Gott.« Hier werden die eigenen Fehler angegangen. Versagen und Schwächen verwandeln sich durch Demut in Stärke.

Achter Schritt (Schaden erkennen): Spätestens bei den Schritten acht (»Wir machten eine Liste aller Personen, denen wir Schaden zugefügt hatten und wurden willig, ihn bei allen wieder gut zu machen«) und neun ist man auf dem Boden der Realität angekommen. Sie sind der mutigste Teil des Programmes. Beispiel: In ihrer Kindheit hat eine Frau ihrer Großmutter eine größere Summe aus dem Geldbeutel gestohlen. Als Jugendliche hat sie ihrer Mutter gesagt, sie fahre mit Freunden in den Urlaub, während sie in Wirklichkeit weggefahren ist, um sich Drogen zu besorgen. Montags hat sie oft blaugemacht. Und anstatt sich, wie mit ihrem Mann besprochen, um ihre Kinder zu kümmern, hat sie die Kinder oft zur Oma abgeschoben, um sich süchtig im Internet ausleben zu können. Großmutter, Mutter, Arbeitgeber, Ehepartner und Kinder – sie alle stünden auf der Wiedergutmachungsliste.

Neunter Schritt (Schaden wieder gutmachen): Die Betroffenen gehen auf die Menschen, denen sie geschadet haben, zu und versuchen, den Schaden wieder gutzumachen (»Wir machten bei diesen Menschen alles wieder gut – wo immer es möglich war – es sei denn, wir hätten dadurch sie oder andere verletzt«). Schon beim Lesen rufen diese Vorschläge Widerstand hervor: Muss das sein, muss man es so genau nehmen und sich so demütigen? Spätestens hier merkt man, wie viel Mut das Genesungsprogramm erfordert, aber vielleicht bekommt man jetzt auch eine Ahnung, warum es wirkungsvoll gegen die Sucht angeht und so vielen Menschen schon zur Suchtfreiheit verholfen hat. Die Sucht hat nämlich den ganzen Menschen erfasst. Ein Sexabhängiger lebt seine Sucht durchschnittlich 15 bis 20 Jahre, bis er erstmals eine Selbsthilfegruppe aufsucht. Wenn beispielsweise jemand seit dem 14. Lebensjahr regelmäßig zu masochistischen Phantasien onaniert hat, dann haben sich im Laufe der Jahre diese masochistischen Gedanken, Gefühle und Einstellungen in Gehirn, Körper und Seele eingebrannt. Sein Denken, sein Fühlen, sein Handeln, seine Spiritualität – alles gerät dabei immer weiter außer Kontrolle. Entsprechend braucht es auch ein Programm, das alle vier Ebenen bei der Genesung berücksichtigt.

Zehnter Schritt (Selbsterforschung): Nun (»Wir setzten die Inventur bei uns fort und wenn wir Unrecht hatten, gaben wir es sofort zu.«) werden die Schritte vier bis neun auf eine tägliche Basis gehoben: »Selbsterforschung wird zu einer ständigen Gewohnheit: Zugeben, hinnehmen und geduldig Fehler korrigieren.«[111] Wer im Programm lebt, setzt sich vielleicht abends kurz in Ruhe hin und lässt den Tag Revue passieren. Dabei prüft er, wie es ihm heute ergangen ist. Und er lernt das Gute und das nicht so Gute zu würdigen. Wenn ein Rückfall in eine alte Verhaltensweise erfolgt ist, dann sucht er den Menschen auf, den es betrifft, und gibt seinen Fehler zu. Manchmal ist er auch selbst derjenige, dem die Wiedergutmachung gilt. Das Prinzip ist klar: Nur wenn man mit sich selbst im Reinen ist, kann man sich uneingeschränkt den täglichen Herausforderungen und Verantwortlichkeiten stellen.

Elfter Schritt (Gebet/Meditation): Jetzt (»Wir suchten durch Gebete und Besinnung, die bewusste Verbindung zu Gott – wie wir ihn verstanden – zu vertiefen. Wir baten ihn nur, uns seinen

Willen erkennbar werden zu lassen und um die Kraft, ihn auszuführen.«) wird durch Gebet und Meditation daran gearbeitet, Gottes Willen erkennbar zu machen. Das Programm maßt sich keine Vorschriften an und gibt auch keine konkreten Empfehlungen, wie das zu erfolgen hat, sondern ermutigt jeden, auf seine Weise die bewusste Verbindung zu Gott zu vertiefen.

Zwölfter Schritt (Erfahrungen weitergeben): Im letzten Schritt (»Nachdem wir durch diese Schritte ein geistiges Erwachen erlebt hatten, versuchten wir, diese Botschaft an andere – Sexsüchtige – weiterzugeben und unser tägliches Leben nach diesen Grundsätzen auszurichten.«) werden gewissermaßen alle 12 Schritte zusammengefasst, die innere Entwicklung gewürdigt und Mut gemacht, anderen Süchtigen von den eigenen Erfahrungen und Veränderungen zu erzählen. »Wir können nur das behalten, was wir weitergeben«, so lautet eine der Erfahrungen der Meeting-Teilnehmer. Die Arbeit im 12. Schritt nimmt gerade für diejenigen, die schon lange im Programm sind, großen Raum ein.

Die 12 Schritte sind ein lebensnahes Programm, das alle Bereiche des süchtigen Lebens erfaßt. Es bedeutet Arbeit an sich selbst, fördert die eigene – auch spirituelle – Entwicklung und hilft, sich mit sich selbst und anderen zu versöhnen. Der geforderte Einsatz wird nicht zuletzt belohnt durch einen gesunden Umgang mit der Sexualität, die abbröckelnde Isolation und den Aufbau eines verbesserten Selbstwertgefühls.

Rückfall und Rückfallprophylaxe

Rückfälle sind Lernsituationen. Sie bieten die Möglichkeit, etwas über das eigene Suchtverhalten herauszufinden, das offensichtlich noch zu wenig Beachtung erfahren hat. Rückfälle gehören zum Suchtverlauf wie ein platter Reifen zum Autofahren: Er kommt sozusagen »in den besten Familien« vor.

Kein Perfektionsanspruch

Gerade der Süchtige neigt in seinem überzogenen Anspruch an sich selbst zu übertriebenen Versagensgefühlen. Deshalb versinkt er durch sein Schwarz-Weiß-Denken nach einem Rückfall leicht in Schuld und Scham. So wertvoll, wichtig und unersetzlich die sexuelle Abstinenz natürlich ist, so unangemessen aber ist der Perfektionsanspruch, den der Sexsüchtige quasi ab dem ersten Tag an sich stellt. Wie lange braucht ein Mensch, um beispielsweise eine Fremdsprache einigermaßen zu erlernen? Und wie viele Fehler macht er bis dahin? Das ist der adäquate Maßstab für die Zeitspanne, die es braucht, um eine ganz neue Umgangsweise mit der Sexualität zu erlernen.

Der Perfektionsanspruch verstellt dem Betroffenen auch den Blick auf das bereits Erreichte. Vielleicht ist er seinen gewohnten Sexräuschen früher täglich nachgegangen, nun hat er nach vier Wochen einen Rückfall: Das entspricht einer Besserung von 3000 Prozent (!) bzw. einer auf den Monat bezogenen Fehlerquote von einem Prozent. Das tiefe Abstürzen nach einem Sexrückfall spiegelt die unrealistischen Ansprüche und den alten destruktiven Umgang mit sich selbst aus der Suchtzeit wieder. Viele Suchtbehandler sprechen deshalb bei einmaligen Rückfällen auch von Ausrutschern und erst bei einer Serie von Ausrutschern von einem eigentlichen Rückfall. Aussagen von Betroffenen: »*Ich mache mich nicht mehr fertig, sondern ich verzeihe mir. Dann wirkt der Rückfall nicht mehr so lange nach.*« – »*Mit einem Rückfall gehe ich positiv um. Ich mache mich nicht mehr nieder. Die Folgen des Rückfalls sind schlimm genug.*« – »*Ich fühle mich nach einem Rückfall oft ziemlich schlecht. Deshalb ist es wichtig für mich, darauf zu achten, dass ich mir in den Tagen danach etwas Gutes tue. Ich gönne mir dann etwas Besonderes.*«

Was führt zu einem Rückfall?

Die Anonymen Alkoholiker sagen, dass es jede Woche sieben Gründe gibt, um rückfällig zu werden: Montag, Dienstag, Mittwoch, Donnerstag ... Sie drücken damit aus, dass es jederzeit und aus jedem Grund zu einem Rückfall kommen kann. Alle im Kapitel »Auslösesituationen« dargestellten Verhaltensweisen und Gefühlszustände können einen Rückfall auslösen. Diese Gefühle und Konstellationen bedürfen deshalb einer besonderen Wachsamkeit. Verallgemeinernd lässt sich sagen, dass der Sexabhängige schlecht mit *starken* Gefühlen umgehen kann. Starke Gefühle – egal ob positiv oder negativ – können in ihm einen Suchtdruck bewirken. Dadurch werden Belohnungswünsche aber genauso Erleichterungsbedürfnisse ausgelöst. Der Suchtdruck kann durch Erinnerungen und unbewusste Assoziationen an frühere Reaktionen erzeugt werden, in denen diese Gefühle über den sexuellen Kanal abgeführt wurden.

Suchtdruck und Rückfallgefahr entstehen manchmal auch allein durch das Betrachten des Suchtstoffes. Beim Sexsüchtigen, dessen Phantasie sehr stark über den visuellen Kanal angeregt wird, kann das Betrachten von nackten Menschen, sexualisierter Werbung, Liebesfilmen oder pornographischen Bildern eine große Versuchung darstellen und starken Suchtdruck erzeugen.[112] Die dabei ausgelösten Körperreaktionen zeigen das schnelle und starke physiologische Ansprechen auf diese Reize. Auch Gedanken – in sexualisierter oder romantisierter Form – können zu lange ausgesponnen werden, so dass vegetative Reaktionen im Körper entstehen und ein Suchtdruck ausgelöst wird. Es ist für Betroffene wichtig, den Suchtdruck zu unterbrechen, bevor er einen Realisierungswillen erzeugt. Daher ist der Ansatz der Gedankenkontrolle (vgl. Kapitel »Erste Schritte aus der Sucht«) auch für die Rückfallprophylaxe relevant.

In den Selbsthilfegruppen wurden bestimmte Gefühlszustände als besonders rückfallauslösend identifiziert. Das HALT-Schema (engl. **h**ungry, **a**ngry, **l**onely, **t**ired; dt. hungrig, ärgerlich, einsam, müde) gibt sie in griffiger Weise wieder. Beim Alkoholismus haben Forscher herausgefunden, dass negative emotionale Zustände in ca. einem Drittel der Fälle für Rückfälle verantwortlich zeichnen. Diese Gefühle wurden als Frustration, Wut, Ängstlichkeit, Depression oder Langeweile identifiziert, was ungefähr dem HALT-Schema entspricht. Auch Entzugssymptome wie nervöse Unruhe und Schlafstörungen gehören dazu.[113] Zu den Hochrisikosituationen gehören auch die emotionalen Folgen ungelöster Beziehungskonflikte.

Bei der Sexsucht scheinen Einsamkeit, Groll, Trotz und Selbstmitleid besonders starke Rückfallauslöser zu sein. Das sind Gefühlszustände, in denen innerlich oft ein Abriss aller Bindungsgefühle erlebt wird. Früher Schmerz und Ohnmacht und ein Gefühl, in einem Vakuum zu leben, können auftauchen. Statt sie mit Sex zu betäuben, ist jetzt echte Selbstfürsorge angesagt: Was kann trösten, unterstützen, innerlich anbinden oder wärmen? Vielleicht eine Tasse heiße Schokolade, ein Anruf, ein Brief oder ein Stofftier? Dies ist ein deutliches Kontrastprogramm zu den alten Verhaltensweisen.

Rückfallgründe analysieren

Mit einer schriftlichen Bestandsaufnahme, die den Ablauf des Rückfalls genau nachvollzieht, können gefährliche Situationen, Verhaltensweisen und Affekte nach und nach erkannt und benannt werden. Aus diesen Rückfallprotokollen lassen sich die manchmal tagelang zurückliegenden Auslöser und rückfallrelevanten, mitunter aber verdeckten Entscheidungen herauskristallisieren. Dadurch können sie zukünftig eher vermieden werden. *»Ich gucke zuerst mal, was schräg gelaufen ist. Bei mir geht es oft um die Themen Verantwortungsübernahme, Entscheidungsfindung und Grenzsetzungen. Was da schief gelaufen ist, versuche ich herauszufinden«*, erzählt Bruno.

Je früher man erkennt, dass man auf eine Rückfallsituation zuläuft, umso leichter kann man sie noch abwenden. Je besser der Süchtige seine Hochrisikosituationen kennt bzw. die Kette der Ereignisse, die immer wieder Rückfälle auslösen, um so eher kann er sich ihnen entziehen. Wenn auf die Kontaktanzeige schon geantwortet wurde, ist es schwer, sich dem dadurch entstandenen Sog zu entziehen.

Was hilft noch im Umgang mit einem Rückfall? *»Es ist wichtig für mich, dass ich nach einem Rückfall Kontakt zu Menschen aufnehme, die das verstehen können, z. B. in den Selbsthilfegruppen, und von meinem Rückfall erzähle. Das fällt mir schwer, aber bisher habe ich es immer geschafft. Und es war gut. Wenn ich es nicht erzählt hätte, hätte ich vielleicht das Gefühl gehabt, ich könnte gleich wieder losziehen. Wenn ich es* *ausgesprochen habe, werde ich den Druck los und die Hürde zum nächsten Rückfall wird etwas höher, weil ich es ja dann wieder in der Selbsthilfegruppe erzählen muss. Das hält mich dann ein Stück vom Rückfall zurück«*, erklärt Ann-Katrin. Winfried sagt: *»Mir hilft das Lesen von Literatur über Sexsucht. Nach einem Rückfall gehe ich besonders oft in die Selbsthilfegruppen. Ich versuche auch, sorgsam mit meinen Kräften umzugehen und auf meine Grenzen zu achten. Bei mir entstehen Rückfälle leichter, wenn ich nicht liebevoll mit mir umgehe.«*

Aus Forschungsergebnissen bei stoffabhängigen Süchten wissen Experten, dass eine veränderte Lebensführung mit neuen, gesunden Gewohnheiten und Einstellungen eine wirksame Prophylaxe gegenüber Rückfällen ist. So sollte der Lebensstil eine gute Balance bilden zwischen den Anforderungen von außen und den eigenen Bedürfnissen. Bei einem Bedürfnisstau besteht die Gefahr, dass Gefühle des Zukurzkommens entstehen und die erlebten Versagungen süchtig nachgeholt werden.

Spiritualität

»Religion ist für Menschen, die Angst haben, in die Hölle zu kommen. Spiritualität ist für die, die dort gewesen sind.« Dieses Zitat von Ross V., einem Mitglied der Anonymen Alkoholiker stammt aus dem Buch *Die Spiritualität der Unvollkommenheit.*[114] Mit ihr bezeichnen die Autoren eine Spiritualität für Menschen, »die an dem leiden, was der amerikanische Philosoph und Psychologe William James ›Zerrissenheit‹ nannte«.[115] Spiritualität kann ein Gefühl von Aufgehobensein in dieser Welt vermitteln. Sie wirkt beruhigend auf den Geist und bietet eine Orientierung – Eigenschaften, die einen süchtigen Menschen auf seinem neuen Weg unterstützen. Spiritualität ist weder Religion noch Psychotherapie noch steht sie in Konkurrenz zu ihnen. Sie ist an keine Religionszugehörigkeit gebunden. Es ist eher das, was übrig bleibt, wenn man die Unterschiede zwischen den Religionen außer Acht lässt. In dieser Verdichtung, so könnte man sagen, spiegelt sich das, was man Spiritualität nennt. Mit ihr verknüpft sich eine Sehnsucht nach einer vertieften Innerlichkeit, die mit einer Ausrichtung auf das Unbekannte, das Unbegreifliche verbunden ist. Sie ist getragen von dem Wunsch, dieser »verborgenen Sicherheit«[116] näher zu kommen, um die innere Zerrissenheit überbrücken zu helfen.

Wie Walther H. Lechler bereits im Vorwort erwähnt, schrieb der Psychoanalytiker Carl Gustav Jung 1961 an den Mitbegründer der Anonymen Alkoholiker Bill Wilson über einen Alkoholiker, den er erfolglos psychotherapeutisch behandelt hatte: »Sein Drang nach Alkohol war der Ausdruck, auf einer niedrigen Stufe des spirituellen Durstes, unseres Wesens nach Ganzheit, oder, wie es die Sprache des Mittelalters sagt, nach der Vereinung mit Gott.«[117] Jung erinnert in dem Zusammenhang an das Psalmwort aus dem Alten Testament: »Wie der Hirsch lechzt nach frischem Wasser, so lechzt meine Seele, o Gott, nach Dir.« Sucht kann auch als Allegorie auf diese spirituelle Not gesehen werden.

Bedürfnis nach Vereinigung

Das Vereinigungsbedürfnis spielt bei der Sexsucht in ganz besonderem Maße eine Rolle. Die drei starken Vereinigungskräfte Liebe, Sexualität und Rausch sind dabei symbiotisch miteinander verbunden.

In der Liebe kommen viele Sehnsüchte zum Ausdruck. Seit Plato gehört es zu unserer Tradition, die Sexualität der Liebenden als eine Wieder-Vereinigung zu sehen: zwei Getrennte auf der Suche nach der verlorenen Ganzheit.[118] Manche betrachten die Liebe zwischen zwei Menschen nicht nur als ein Gefühl, sondern auch als Ausdruck göttlicher Energien (»Gott ist Liebe«).

In vielen Religionen ist Sexualität auch Ausdrucksform und Sinnbild religiöser Erfahrung: Sie erzeugt nicht nur sehr starke, vielleicht die stärksten Gefühle, sondern schafft mit dem Zeugungsakt auch eine besondere Nähe zur Schöpfung. Sexualität ist eine transformierende Kraft und kann wie ein Berührungsfunke aus dem Göttlichen erlebt werden, ähnlich wie es Michelangelo in seinem Deckenfresko von der Schöpfung in der Sixtinischen Kapelle darstellte.

Im Rausch verändert sich das Bewusstsein: Die normalen Ich-Grenzen werden überschritten und Gefühle und Gedanken erzeugt, die Menschen über sich hinauswachsen lassen. Vorübergehend entsteht eine Illusion von Ganzheit und Unverwundbarkeit. Es erscheint für den Sexsüchtigen deshalb wichtig, dass er in irgendeiner Form diesem starken spirituellen Bedürfnis, das seiner Sucht unterlegt ist, nachkommt – dies um so mehr, da er ja durch seine Sucht einen tiefgehenden Ich-Zusammenbruch erlebt hat. Negative religiöse Vorerfahrungen können den Zugang zu einer spirituellen Entwicklung erst mal verbauen, wie Andreas berichtet: *»Ich war Agnostiker. Von Spiritualität wollte ich gar nichts wissen. Mein Vater hat mich immer in die Kirche geschleppt. Aber als ich von zu Hause fort gegangen bin, wollte ich mit der Kirche nichts mehr zu tun haben. Was ich in meiner Kindheit erlebt hatte, hat mir den Glauben an den ›lieben Gott‹ genommen. Ich wollte nichts mehr von ihm hören. Jetzt bin ich vom Alkohol losgekommen und von der Sexsucht und habe gerade auch noch eine schwere Krankheit überwunden. Nun bin ich zu Gott zurückgekehrt und habe dabei gemerkt, dass er mich nie verlassen hatte.«*

Die Spiritualität kann eine wichtige sinngebende Stütze werden: *»Die Spiritualität hilft mir, mich nicht immer so groß zu fühlen. Sie hilft mir, meinen Größenwahn abzubauen und auf den Boden zurückzukommen und zu sehen, dass nicht alles in meiner Macht liegt«*, erklärt Hans-Ulrich. – *»Das Spirituelle ist das Einzige, was ich manchmal habe, um dieser Leere, die durch Abstinenz entsteht, etwas entgegenzusetzen«*, sagt Marie-Claire. Rudolf beschreibt es so: *»Ich befinde mich in einem Veränderungsprozess und gebe mir Mühe, mich zu verbessern. Ob ich bei den Menschen den Erfolg habe, den sie von mir verlangen, weiß ich nicht. Goethes Faust hat die ganzen Probleme auch gehabt. Aber am Ende kommen die Engel und sagen: ›Wer ewig strebend sich bemüht, den können wir erlösen.‹ Da geht es um Streben und Sich-bemühen, und nicht um Erfolg. Das gibt mir Hoffnung, Sinn und Halt.«*

Einige berichten von ganz besonderen Gotteserfahrungen selbst in ihren schlimmsten Zeiten, wie zum Beispiel Anja: *»Ich komme aus einem sehr frommen Elternhaus. Durch den Inzest, den ich erlebt habe, wurde mein Kinderglaube sehr erschüttert. Aber ich war immer in der Auseinandersetzung mit Gott. Ich habe nie aufgehört, mit ihm zu reden, auch kritisch. Als mir* *alles zu viel geworden ist, wollte ich Gott loslassen. Aber ich habe gespürt, dass er mich festhält. Er ist nicht weggegangen von mir.«* Christina hatte ein Nah-Tod-Erlebnis während einer Vergewaltigung: »*Der Körper wehrte sich so gegen das Ersticken, aber die Seele war ruhig und friedlich. Ich habe beides gespürt. Wahrscheinlich war das der Kampf, bis ich das Bewusstsein verloren habe. Dann bin ich durch die Dunkelheit durch und es ist immer heller geworden, bis ein Licht auf mich zukam. In dem Licht war Liebe und Geborgenheit, es war ein glückseliger Zustand. Ich glaube, mein zweites Sterben wird nicht mehr so schlimm. Vielleicht wird es eher wie eine Geburt sein.«*

Dankbarkeit, Demut, Toleranz, Vergebung und Lebenssinn sind einige der Früchte, die sich im Laufe einer spirituellen Entwicklung einstellen. Diese haltgebenden Meta-Gefühle sind fließend und machen innerlich weit und gelassen. Sie scheinen auch einen hohen gesundheitlichen Wert zu haben, wie Experten in den letzten Jahren herausfanden. Auch bestimmte psychotherapeutische Richtungen haben inzwischen die Spiritualität zu einem Grundbedürfnis des Menschen erklärt, das gleichwertig neben den Bedürfnissen nach Bindung, Autonomie, Selbstwert und körperlichem Wohlbefinden steht. Doch auch die Orientierung an spirituellen Grundsätzen bleibt immer Stückwerk. Das Unvollkommene ist der Regelfall. Bill Wilson nannte die Anonymen Alkoholiker einmal einen »spirituellen Kindergarten«.[119] Der Heilige Augustinus drückte diese Begrenztheit so aus: »Gott ist immer näher bei mir, als ich bei ihm.«

Wege der Genesung

Nachuntersuchungen in den USA haben gezeigt, dass circa 60 Prozent der Sexsüchtigen geheilt wurden. Bei den anderen kam es zu gelegentlichen, manchmal auch wiederholten Rückfällen.[120] Auch im deutschsprachigen Raum haben inzwischen viele Betroffene mit Hilfe von Selbsthilfegruppen, Klinikbehandlungen und Psychotherapie eine gute Wegstrecke aus der Sucht heraus zurückgelegt und können über positive Erfahrungen und Entwicklungen berichten.

Verbesserte Kommunikation

Viele beschreiben, dass sie »trocken« eine größere innere Präsenz spüren und die Umwelt intensiver wahrnehmen. Dadurch verbessert sich auch die Kommunikation, wie Alexander erzählt: *»Ich fühle mich nun viel wacher und lebendiger und nehme die Dinge unmittelbarer wahr. Es sind oft Kleinigkeiten. Ich erlebe heute auch viel mehr Resonanz von fremden Menschen und werde stärker beachtet. Vielleicht strahle ich eine größere Lebendigkeit aus. In der U-Bahn z.B. komme ich viel leichter in Kontakt mit fremden Leuten. Ich sehe, dass Frauen mich anschauen und anlächeln. Ich bin einfach präsenter geworden. Meine Beziehung zu mir selbst und zu anderen Menschen hat sich sehr verändert.«* – Bernd berichtet: *»Früher war ich immer ausgeschlossen. Heute kann ich Menschen in die Augen schauen, freundlich sein und inzwischen fühle ich mich auch dazugehörig. In den Selbsthilfegruppen habe ich mich als Mensch akzeptiert gefühlt und das fällt mir jetzt mit anderen auch viel leichter.«*

Selbstfürsorge

Die Fähigkeit, für sich selbst zu sorgen, wächst mit der Abstinenz. Michael: *»Ich bin immer in den ältesten zerrissenen Klamotten rumgelaufen. Ich habe mich überhaupt nicht gepflegt. Es dauerte ziemlich lange, bis ich meine Bedürfnisse überhaupt mal gespürt habe. Waschen und Zähneputzen, täglich frische*

Unterwäsche, warme Pullover an kalten Wintertagen und luftige T-Shirts im Sommer anziehen, rechtzeitig zum Friseur gehen oder zum Zahnarzt, Schuhe putzen, Regenjacke mitnehmen bei schlechtem Wetter usw. – es gab so viele kleine Dinge, die ich früher nicht beachtet hatte, da ich ziemlich verwahrlost aufgewachsen bin.«

Besserer Umgang mit Versuchungen und Suchtdruck

Bei manchen trockenen Sexsüchtigen scheinen zum einen die Versuchungen geringer zu werden, und zum anderen können sie auch besser mit dem Suchtdruck umgehen, wie Dietrich erzählt: *»Ich bin mit dem Auto an einem Geschäft vorbeigefahren, in dem aufreizende Bilder ausgestellt waren. Normalerweise wäre ich noch mal zurückgefahren, um sie mir reinzuziehen. Ich spürte einen starken Sog zurückzufahren. Ich bin dann aber mit dem Auto rechts rangefahren und habe mir klargemacht, dass ich sexsüchtig bin und dass, wenn ich zurückfahre, es vielleicht der Anfang eines Rückfalls wäre. In dem Moment habe ich meine Machtlosigkeit richtig gespürt. Als ich sie vor mir selbst zugeben konnte, wurde ich ruhiger und konnte weiterfahren.«*

Sich und andere annehmen

Sich selbst und andere anzunehmen fällt nun leichter. Ruth sagt: *»Wir Sexsüchtigen haben ja auch einen Hass auf das andere Geschlecht. Durch mein abstinentes Verhalten gelingt es mir jetzt paradoxerweise, mich mehr als Frau zu fühlen als vorher. Und zu den Männern habe ich innerlich ein positives Verhältnis aufgebaut.«* – Barbara berichtet: *»Durch die absolute Offenheit, die ich in den Selbsthilfegruppen kennen gelernt habe, fand ich Vertrauen zu anderen Menschen. In den Gruppen habe ich gemerkt, dass Männer auch Gefühle haben und verletzt werden können, und ich habe angefangen, Männer zu lieben.«*

Größere Konfliktfähigkeit

Oft kommt es zu einer Verbesserung der Konfliktfähigkeit, wie bei Ida: *»Ich kann jetzt viel besser sagen, was ich will. Ich muss den anderen nicht mehr total zurückstoßen. Das ist ein tolles Gefühl.«*

Verbesserte Beziehungen

Viele berichten von einer Verbesserung ihrer allgemeinen Beziehungsfähigkeit, speziell in ihrer Partnerschaft. André: *»Ich fühle mich nicht mehr so klein und abhängig in der Partnerschaft. Ich kann mir jetzt viel leichter Freiheiten herausnehmen, mich auch abgrenzen und muss mich, wenn ich mich verletzt fühle, nicht mehr total zurückziehen. Das hat mir die Kraft gegeben, mich fest zu binden: Ich habe jetzt geheiratet.«* – Alexander: *»Heute habe ich zu meinen Kindern eine bessere Beziehung als vorher. Das tut uns allen gut.«* – Bernd: *»Ich habe gemerkt, dass ich nur dann gesund in meiner Liebesbeziehung leben kann, wenn ich sonst vollkommen sexuell abstinent bin. Mein sexuelles Ausleben hat mich immer von meinem Partner weggeführt.«*

Sexualität

Die Fähigkeit, süchtige, lüsterne Impulse von sexuellen Wünschen zu unterscheiden, hilft die sexuellen Beziehungen in der Partnerschaft zu verbessern. Michael: *»Ich kann heute Sex haben, aber ich muss es nicht mehr. Früher hatte es Verzweiflungscharakter. Heute empfinde ich meine Frau viel intensiver, meine Angst vor der Sexualität hat deutlich nachgelassen.«* Auch die Unterscheidung von sexualisierten und nicht sexualisierten Beziehungen fällt jetzt leichter: *»Auf einer Betriebsfeier habe ich neulich mit zwei Kollegen getanzt. Ich bin selber auf sie zugegangen und habe sie gefragt. Das hätte ich mich früher nie getraut. Und früher hätte ich mit einem von beiden ins Bett gehen müssen. Heute kann ich das unterscheiden: Ich kann Spaß haben und muss mit niemand ins Bett gehen«*, erzählt Monika.

Wiederhergestellte Arbeitsfähigkeit

Fast alle Betroffenen berichten über eine deutliche Verbesserung ihrer Arbeitsfähigkeit. Harald: »*Ich merke, dass ich belastbarer geworden bin. Ich kann mich besser konzentrieren und meine Arbeit kraftvoller tun. Und da ich sie jetzt meistens gut schaffe, bekomme ich das auch von den Menschen, mit denen ich arbeite, widergespiegelt. Auch bin ich kreativer geworden und entwickle leichter neue Ideen.*« – Beate berichtet: »*Als ich noch sexuell ›nass‹ war, war ich notorisch faul und chaotisch. Ich hab dann irgendwann kein Geld mehr von meinen Eltern genommen und angefangen, Teller zu waschen. Ich wusste, dass Arbeit und Selbsthilfegruppen das A und O meiner Genesung waren. Zunächst habe ich bei einer Zeitarbeitsfirma angefangen. Das war gut so, weil ich Schwierigkeiten mit Autoritäten hatte und da hatte ich keinen Chef. Und ich brauchte ja auch weniger Geld, weil ich für meine Sucht nichts mehr ausgeben musste. Ich habe dann noch andere Stellen angenommen, bis ich gemerkt habe, dass ich bereit bin, einen Beruf zu erlernen. Das mache ich jetzt mit Hingabe. Ich bin wirklich überzeugt von dem, was ich jetzt mache. Das ist ein ganz neues und sehr gutes Gefühl.*«

Sehr vieles verbessert sich also auf dem Weg der Genesung. Doch der Weg aus der Sucht wird trotzdem immer voller Unvollkommenheiten bleiben und nie zu Ende gegangen werden. Manchmal können trotz allem starke psychische Krisen auftreten. Das süchtige Element bleibt virulent. Patrick Carnes redet von der Sexsucht als »life time disease«: eine Krankheit, die ein Leben lang bestehen bleibt. Man muss also ein Leben lang konstruktiv mit ihr umgehen lernen.

Sucht und Cybersex: Wege und Auswege

»Du weißt niemals, was genug ist,
bis du weißt, was mehr als genug ist.«
William Blake

Ein Hochschullehrer surft nachts stundenlang auf Sexseiten, während seine Frau im Nachbarzimmer schläft. Nachdem er mit seiner Freundin geschlafen hat, bleibt ein Bibliothekar nicht über Nacht bei ihr, sondern eilt nach Hause zu seinem PC, um im Internet einschlägige Seiten zu betrachten und dabei zu masturbieren. Eine Friseurin war früher schon zu Männern halbeindeutige Kontakte bei einer Telefonline eingegangen. Jetzt chattet sie stundenlang und unterhält erotische Kontakte online. Ein IT-Spezialist verbringt Stunden bei der Arbeit in einem Großraumbüro mit dem Lesen von Sexgeschichten im Internet und onaniert dabei heimlich.

Ein neues Kapitel moderner Sexualgeschichte wurde aufgeschlagen. Innerhalb der letzten zehn Jahre hat sich mit der rasanten Verbreitung des Internets ein weiteres Medium, das sexuelle Inhalte transportiert, fest etabliert. Wer in der Suchmaschine Google das Stichwort »Sex« eingibt, erhält weltweit 249 Millionen Einträge. Mit dem Begriff »Erotik« wird man 32 Millionen Mal und mit »Telefonsex« immerhin fast vier Millionen Mal fündig. Im Kontrast dazu: Bei den Stichworten »Arbeit« zeigt Google 4,4 Millionen, bei »Kinder« 1,4 Millionen und bei »Geld« 5,6 Millionen Einträge an. Der käufliche, entzauberte Sex, nämlich »Sexarbeit«, bringt es immerhin noch auf knapp zweihundert Einträge (Stand: Januar 2003). Die Nachfrage regelt das Angebot: Sex im Internet gehört offensichtlich zu den gefragtesten Konsumgütern unserer Gesellschaft. In einem Leitartikel des *US News & World Report* wurde 1996 berichtet, dass das Internet in allen Bereichen die finanziellen Erwartungen, die an es gestellt wurden, nicht erfüllt hat – außer im Bereich Erotik.[121] 1999 wurden in den USA über pornographische Websites mehr als eine Milliarde US-Dollar umgesetzt.[122]

In Deutschland, so wird geschätzt, gibt es unter den 32 Millionen Internet-Usern circa eine Million »Internetjunkies«. Sie nutzen Spiele, Informationen und Chats. Schätzungsweise ein Drittel der Betroffenen mit dem so genannten Internet-Abhängigkeits-Syndrom (IAS) ist in Deutschland als »cybersexabhängig« einzustufen.

Grenzenlose Möglichkeiten

Die Sexindustrie hat neben der üblichen Pornographie auch internetspezifische Produkte entwickelt: Online-Sex-Angebote reichen von Informationen zur Sexualität und pornographischen Geschichten oder Darstellungen in jeder Form bis zu »live« geschalteten Webcams. Bei letzterem beispielsweise werden elektronische Peepshows angeboten, die dem Kunden suggerieren, dass sich das Modell nach seinen Vorgaben und Wünschen bewegt. In Wirklichkeit sucht ein ausgeklügeltes Programm die erwünschten Bewegungsfrequenzen in Echtzeit aus der Datenbank heraus und präsentiert sie: »Einmal in allen vorstellbaren Posen aufgenommen, ist das Modell abkömmlich.«[123]

Das Internet eignet sich nicht nur für die Geschäfte der Sexindustrie, sondern auch für private Nutzer: Eigene Nacktfotos lassen sich ins Netz stellen, in Erotik-Chatrooms gibt es die Gelegenheit, sexuell stimulierende Gespräche zu führen, online geknüpfte sexuelle Kontakte können offline fortgesetzt werden. Daneben existieren Internetadressen, die sich auf besondere Varianten wie zum Beispiel Sadomasochismus spezialisiert haben, und die die Möglichkeit bieten, Kontakt zu Gleichgesinnten aufzunehmen. Bei laufenden Webcams können sich die Teilnehmer zeitgleich sexuell stimulieren und dabei gegenseitig beobachten. Gegenwärtig ist man wohl dabei, stimulierende elektronische Teile, die einen Penis und eine Vagina nachbilden, zu entwickeln, die von Online-Partnern wechselseitig gesteuert werden können.[124] Damit wäre der Durchbruch zu einer vollständig virtuellen Cybersexerfahrung gelungen.

Das Internet entfaltet also im Bereich der Sexualität eine Fülle von bisher nie gekannten Möglichkeiten. Die Pornoproduktion beispielsweise war bis vor 50 Jahren vergleichsweise gering und der Zugang zu pornographischem Material nur wenigen Menschen vorbehalten. Dies hat sich in den letzten Jahrzehnten zuerst schrittweise, und dann, nach Einführen des Internets, radikal verändert. Laut Berichten surft jeder dritte Internetnutzer regelmäßig auf Sexsites. Das Internet ist binnen kürzester Zeit zum größten Sexshop und zur größten Sex-Partnervermittlungsagentur der Welt geworden. Über die positiven oder negativen Auswirkungen, die sich dadurch kurz- und langfristig für die Menschen und ihre Sexualität ergeben, ist noch wenig bekannt.

Attraktivität des Netzes

Es sind vor allem sechs Faktoren, die das Netz für sexuelle Aktivitäten so attraktiv machen:[125] Es ist leicht zugänglich, nicht sehr teuer, anonym, geheim, sicher, und es normalisiert eigene sexuelle Empfindungen, d. h. wenn sich Menschen mit den gleichen sexuellen Vorlieben zusammentun, geht dadurch das Gefühl für das Abweichende verloren.

Es gibt aber auch noch andere Faktoren, die bei der großen Attraktivität des Internets eine Rolle spielen, so zum Beispiel die riesige Auswahl an sexuellen Reizen und möglichen Partnern im Netz, die Möglichkeit, sie schnell erreichen und sich sofort orgiastisch entladen zu können. Der erforderliche Triebaufschub am PC ist vergleichsweise gering. Wenn früher beispielsweise ein Mann einen Pornofilm oder eine Prostituierte besuchen wollte, musste er seine Wohnung verlassen, ein Verkehrsmittel benutzen, sich seiner Angst, erkannt zu werden, aussetzen, bezahlen und anschließend wieder nach Hause fahren. Eine Menge Aufwand und Geld, verbunden mit gesellschaftlichen und gesundheitlichen Risiken. Im Internetzeitalter dagegen kann in den eigenen vier Wänden – gefahrlos, für wenig Geld und unmittelbar – jede sexuelle Vorstellung bedient werden. Ein Mausklick bestimmt beispielsweise Alter, Geschlecht und Rasse der abgebildeten Personen und die Art der sexuellen Betätigung. Der Schutz des Privaten senkt die Schwelle zum Betrachten von Pornographischem.

Die Internetnutzer, die auf Sexseiten surfen, lassen sich in drei Gruppen einteilen.[126]

1. In der Freizeitgruppe spielen vor allem Neugierde und Wissbegierde eine große Rolle. Diese Nutzer erkunden den neuen Bereich gelegentlich und in größeren Abständen.
2. In der Risikogruppe gibt es eine minimale Vorgeschichte von süchtig gelebter Sexualität bzw. von sexuellem Trauma. Es existiert eine Neigung, emotionale Probleme durch sexuelle Gefühle abzulenken. Cybersex wird benutzt, um lebensverändernde Ereignisse, wie z. B. Todesfall in der Familie oder Geburt des ersten Kindes, emotional zu bewältigen.
3. In der Gruppe der Sexsüchtigen stellt die sexuelle Online-Betätigung einfach eine Erweiterung der bisherigen süchtigen Betätigungen dar, die zu einem Raffinement ihres sexuellen Auslebens beiträgt.

Sexsüchtige User

In einer amerikanischen Studie gaben 77 Prozent der sexsüchtigen Männer, als sie konkret nach ihren Aktivitäten im Internet befragt wurden, an, Pornos zu sehen. Fast die Hälfte bevorzugte Chatrooms und ungefähr ein Viertel berichtete über sexuelle Online-Aktivitäten mit einer anderen Person in Echtzeit (zum Beispiel mit Webcams). Bei Frauen war das Verhältnis umgekehrt. Nur 10 Prozent der Frauen erwähnten Pornographie, während 80 Prozent Chatten als Internetaktivität angaben. 30 Prozent der Frauen berichteten von sexuellen Online-Aktivitäten. Viele Frauen trafen sich auch offline mit den Männern, was hingegen bei nur bei einem Drittel der Männer der Fall war.[127]

Das Internet wird also von männlichen und weiblichen Sexsüchtigen unterschiedlich genutzt. Es trägt dem eher visuellen Reizmuster der Männer und ihrer meist schon vorhandenen Konditionierung, d. h. der erlernten, sie sexuell erregenden Reflexe beim Betrachten von Pornos Rechnung. Umgekehrt bietet das Internet der weiblichen Phantasie viel Raum für romantische Gefühle und Verliebtheit. Frauen scheinen eher die Sexualität in Verbindung mit einer Beziehung zu suchen, während Männer eher »beziehungsfreien« oder anonymen Sex möchten.[128]

Auch die Möglichkeiten, einen Traumpartner zu finden oder für jemand andern ein Traumpartner zu sein, scheinen beinahe unbeschränkt. Man kann eine andere Identität annehmen und Name, Geschlecht, Alter etc. beliebig ändern. Der eigenen Phantasie sind keine Grenzen gesetzt. Die Realität hat bei weitem nicht das zu bieten, was in der Phantasie erschaffen werden kann. Im virtuellen Raum können sich die Eroberungs- und Erlösungsphantasien beispielsweise mühelos entfalten. Im Chatroom ist es soviel leichter, in einen Menschen Traumpartner-Eigenschaften hineinzuprojizieren. In der persönlichen Begegnung, in der man mit Aussehen, Blick, Sprache, Motorik etc. dieser Person konfrontiert wird, ist weitaus mehr Raum für Realität und Ernüchterung.

Zwei Sexsüchtige berichten, wie sich das Internet auf ihre Sucht ausgewirkt hat: »*Es begann kurz nachdem ich einen Internetzugang bekommen hatte. Bei mir waren damals gerade ein paar Dinge schief gegangen. Ich hatte meine Lebensfreude verloren. Eigentlich wollte ich nicht mehr leben. In den ersten Monaten hatte das Internet keine Auswirkungen auf mich. Doch dann bin ich auf diese frei zugänglichen Sexseiten gekommen und habe gelernt, wie man sich da durchklickt und alles findet. Das Ganze hat fünf Monate gedauert, bis ich arbeitsunfähig wurde. Am Ende war ich im Schnitt sechs bis acht Stunden täglich im Internet. Ich erinnere mich, dass ich um ein Uhr ins Bett ging und um halb zwei wieder aufstand, oder um fünf ins Bett ging und um sechs wieder raus, dann geduscht, drei Liter Kaffee getrunken und zur Arbeit gehetzt. Bei der Arbeit habe ich so getan, als wenn ich alles schaffen würde. Innerlich hatte ich das Gefühl, mein Leben ist zu Ende*«, erzählt Wilfried. – Friedrich ist verheiratet und hat drei kleine Kinder: »*Sobald ich allein war, habe ich mich ins Internet eingeklickt, um zu onanieren. Ich habe gar nicht bemerkt, wie schnell die Zeit verging. Meine Frau oder meine Kinder kamen manchmal unerwartet nach Hause. Dann habe ich mich schnell zu einer neutralen Seite durchgeklickt und meine Erregung so gut wie möglich vor ihnen verborgen. Es war mir sehr unangenehm. Erst nach dem Orgasmus vor dem Bildschirm habe ich erst wieder richtig gesehen, was ich da überhaupt gemacht habe. Ich habe mich geschämt, aber nach ein paar Tagen saß ich wieder da.*«

Es ist bislang noch nicht geklärt, ob es sich bei der sexuellen Online-Sucht lediglich um eine Spielart der Sexsucht handelt oder ob sie auch eine eigenständige Erkrankung mit spezifischer Form und Qualität sein kann. Diesem neuen Phänomen wird in der Forschung erst in den letzten Jahren vermehrt Aufmerksamkeit geschenkt. Bei Sexsüchtigen wurde beobachtet, dass sich der Internetgebrauch durchaus unterschiedlich auf die Sucht auswirken kann:[129]

1. Die erste User-Gruppe verwendet das Internet lediglich als Fortführung der gleichen sexuellen Aktivitäten, die sie auch offline zeigt. Früher besuchten sie z. B. einen Sexshop, heute holen sie sich einschlägige Seiten aus dem Internet.
2. Die zweite Gruppe benutzt das Internet als eine weniger riskante Art des Ausagierens. Wer beispielsweise früher in der Öffentlichkeit seinen voyeuristischen Neigungen nachgegangen ist, kann das heute weit weniger gefährlich online tun.
3. Die dritte Gruppe verstärkt durch die Internetnutzung ihre ohnehin außer Kontrolle geratenen Verhaltensweisen und Gefahren, wie Hugo berichtet: »*Durch das Internet sind meiner Sexsucht keine Grenzen mehr gesetzt. Was da alles abgeht, wenn es ums Kontaktknüpfen geht! Übers Internet werden die Treffpunkte zum Sex vereinbart. Erst geile Gespräche und dann geht es zum Treffen. Es bieten sich auch viele Jugendliche an. Das hat mich erschreckt. Wenn ich ins Internetcafé gehe und mich entsprechend einlogge, kann ich mich noch heute in jeder Stadt mit jemandem zum Sex treffen.*«

Auswirkungen der Cybersexsucht

Mehr als zwei Drittel der Paare, bei denen einer von beiden betroffen war, berichteten über zunehmendes Desinteresse an der Beziehung. Einige Paare hatten ganz das Interesse an der gemeinsamen Sexualität verloren. Die Partner der Sexsüchtigen litten unter Zurückweisung, Verlassenheit, Einsamkeit, Scham, Isolation, Herabwürdigung, Eifersucht und Wut sowie Verlust des Selbstvertrauens. Das wiederholte Angelogenwerden wurde als schlimmer Vertrauensbruch erlebt. Cybersexaffären trugen zu Trennungen und Scheidungen bei.[130] Die Partnerin eines

Sexsüchtigen berichtet: »*Er hat gerne Pornos geguckt und sich auch alle aufgezeichnet. Er ist stundenlang im Internet gewesen und hat nach diesen Seiten gesucht. Dann wollte er Nacktfotos von mir machen, aber ich hatte mein Vertrauen zu ihm verloren, ich dachte, vielleicht stellt er sie dann ins Internet. Ich habe mich von ihm getrennt.*«

Auch auf Kinder können die Cybersexaktivitäten eines Elternteils Auswirkungen haben. Sie können dadurch pornographischen Darstellungen am Computer ausgesetzt, in elterliche Konflikte hineingezogen werden oder unter der fehlenden Aufmerksamkeit der Eltern leiden.

Natürlich kann es auch Auswirkungen am Arbeitsplatz geben, da z. B. das nächtliche Surfen die Konzentrationsfähigkeit beeinträchtigt. Zudem finden in den USA 70 Prozent der Cybersexaktivitäten von montags bis freitags zwischen 9 und 17 Uhr statt[131] – also während der Arbeitszeit. Dies hat in Betrieben zu Überprüfungen, Abmahnungen und Kündigungen geführt.

Zu den Entzugssymptomen gehören Ängste, Zwangsgedanken, Erregungszustände, Suchtdruck oder verstärkte Phantasietätigkeit tagsüber und nächtliche vermehrte sexualisierte Traumaktivität und Schlafstörungen.

Test: Bin ich cybersexsüchtig?

Fragebogen bieten eine erste Möglichkeit, die eigene Cybersexaktivität richtig einzuordnen. Eine hilfreiche Selbsteinschätzung ermöglicht der »Online Sexual Addiction Questionnaire (OSA-Q)«.[131] Er sollte noch durch Fremdbeurteilungen vom Partner, anderen Angehörigen oder einem professionellen Helfer ergänzt werden.

1. Verbringen Sie mehr Zeit mit sexuellen Inhalten im Internet, als Sie sich vorgenommen haben?
2. Wurden Sie jemals beim Betrachten sexueller Inhalte auf Ihrem Bildschirm »erwischt«?
3. Hatten Sie sich vorgenommen, Ihr sexuelles Verhalten in Bezug auf das Internet zu beenden und haben dann Ihren Vorsatz gebrochen?

4. Ärgern Sie sich über sich selbst, dass Sie so viel Zeit im Internet verschwenden auf der Suche nach Sex bzw. sexuellen Darstellungen?
5. Onanieren Sie am Computer, während Sie pornographische Darstellungen betrachten oder online mit anderen in einem sexuellen Austausch stehen?
6. Brauchen Sie bei den sexuell stimulierenden Bildern oder Kontakten zunehmend stärkere Reize, um auf das gleiche sexuelle Erregungsniveau wie früher zu gelangen?
7. Verlieren Sie Interesse an bereits bekanntem pornographischen Material oder an früheren Online-Sexpartnern, und müssen Sie neues sexuelles Material finden oder neue Kontakte knüpfen, um auf das gleiche sexuelle Erregungsniveau wie früher zu gelangen?
8. Bezahlen Sie Geld für gebührenpflichtige Anbieter, um an sexuelles Material oder sexuelle Kontaktmöglichkeiten heranzukommen?
9. Haben Sie während der Arbeitszeit sexuelles Material angeschaut bzw. sexuelle Kontakte im Internet geknüpft?
10. Hat Ihnen jemals jemand gesagt, dass Sie zu viel Zeit vor dem Computer bzw. im Internet verbringen?
11. Verbringen Sie Zeit im Internet mit sexuellem Material oder sexueller Kommunikation, obwohl Sie die Möglichkeit hätten, mit Familie/Freunden/Partner Zeit zu verbringen?
12. Hat Ihr sexuelles Onlineverhalten Probleme mit Familie/Freunden/Partner verursacht?
13. Denken Sie daran, wieder ins Internet zu gehen um bestimmte Sexseiten aufzusuchen oder sexuelle Kontakte zu knüpfen, wenn Sie offline sind?
14. Suchen Sie bestimmte Sexseiten immer wieder auf, um nachzuschauen, ob sie aktualisiert worden sind?
15. Haben Sie versucht, Ihr sexuelles Onlineverhalten zu stoppen, in dem Sie die Markierung bestimmter Sites gelöscht haben?
16. Haben Sie versucht, das Betrachten von sexuellem Material online oder anderes sexuelles Onlineverhalten zu beenden, aber dann einen starken Drang gespürt weiterzumachen?

17. Haben Sie sich Menschen vorgestellt, die im Internet pornographisch abgebildet waren oder mit denen Sie online Kontakt hatten, während Sie sexuell mit einem Partner verkehrten?
18. Haben Sie Gebührenschulden gemacht, um an bestimmtes sexuelles Material heranzukommen?
19. Schämen Sie sich oder fühlen Sie sich schuldig, nachdem Sie Pornographie auf Ihrem Computer betrachtet haben oder sexuelle Begegnungen im Internet hatten?
20. Haben Sie jemals befürchtet entdeckt zu werden, während Sie zu sexuellem Material aus dem Internet onanierten?
21. Haben Sie bestimmte Wege herausgefunden, um zu vermeiden, dass Sie während sexueller Onlinebegegnungen oder -aktivitäten entdeckt werden?
22. Ist es leichter für Sie, den sexuellen Höhepunkt zu erreichen, indem Sie zu einem sexuellen Inhalt am PC oder während eines Onlinekontaktes masturbieren, als wenn Sie Sex mit einem Partner haben?
23. Onanieren Sie zu sexuellen Inhalten im Internet, weil es leichter ist für Sie, als eine sexuelle Beziehung zu finden oder aufrechtzuerhalten?
24. Machen Sie sich Sorgen darüber, dass Ihr sexuelles Onlineverhalten außer Kontrolle geraten könnte?

Wege aus der Online-Sexsucht

Neben den im Kapitel »Wege aus der Sucht« dargestellten Hilfsangeboten gibt es auch online-spezifische Maßnahmen. Am Anfang ist die Vorgehensweise bei jeder Sucht die gleiche: Die Droge muss aus dem Haus! Also: Entfernung der Webcam, Löschen aller entsprechenden Adressen und sexuellen Inhalte auf dem PC, Vernichtung jeglicher abgespeicherten, der Sucht zugehörigen Materialien wie Disketten, CD-Roms, und DVDs, Kündigung diesbezüglicher Abonnements. Dies alles lässt sich am besten in Anwesenheit einer Vertrauensperson durchführen (es wird ohnehin empfohlen, mindestens einer Person von der Sucht zu erzählen).[133]

Dann gilt es zu klären, ob in der Wohnung überhaupt ein Computer gebraucht wird. Wenn man den PC abschafft, haben sich viele Versuchungen automatisch erledigt. Wenn der Betroffene aber objektiv zuhause einen Computer braucht, stellt sich die Frage, ob ein Online-Anschluss notwendig ist. Ist beides tatsächlich unentbehrlich, ist der Betroffene in einer vergleichbaren Situation wie der Winzer, der erkannt hat, dass er Alkoholiker ist. Aber selbst in dieser Situation gibt es brauchbare Erfahrungen. Der Standort des PCs ist von Bedeutung: Es hat sich als sinnvoll herausgestellt, ihn ins Wohnzimmer oder in ein anderes, stark frequentiertes Zimmer zu stellen und den Monitor so auszurichten, dass er für jedermann sichtbar ist. Als Bildschirmschoner hat sich ein Bild des Partners oder der Familie bewährt. Auch ist es sinnvoll, eine Fotographie seiner Lieben direkt am Computer zu platzieren. Und besonders wichtig: Den PC nur nutzen, wenn ein Familienmitglied bzw. Partner anwesend ist! Ist der Partner schon zu Bett gegangen, bleibt der PC tabu. Für Menschen, die ohne Angehörige leben, kann es hilfreich sein, einem Freund oder Mitbetroffenen telefonisch Bescheid zu geben, wenn man beabsichtigt, den Computer anzuschalten. Nach Beendigung der Computertätigkeit meldet man sich anschließend wieder ab und berichtet dem Vertrauten über seine Erfahrungen. Diese Maßnahme ist in vielfältiger Weise sinnvoll: Sie hilft, die für die Sucht so typische Neigung zur Isolation zu durchbrechen und schafft einen »gesunden Umgang« mit dem PC. In den Selbsthilfegruppen entsteht oft ein richtiges Netzwerk wechselseitiger Unterstützung in diesem Bereich. Weiterhin hat es sich als sinnvoll herausgestellt, die Menge der Zeit, die am Computer insgesamt verbracht wird, einzuteilen und zu begrenzen, auch um das Ausmaß des »virtuellen Lebens« zu beschränken.

Ein PC-Spezialist machte weitere Vorschläge.[134] So ist es beispielsweise möglich, auf dem PC die Software zu löschen, die die Möglichkeiten zur bildhaften Darstellung decodieren. Auch kann man bestimmte Software erwerben, die Sexanbieter (meistens) erkennt. Sie sollte – um nicht in die Versuchung zu kommen, sich selbst auszutricksen – von einem Freund installiert werden. Zudem hat es sich bewährt, einen schriftlichen Gesundungsplan zu entwerfen:

1. Der Betroffene listet in einer ersten Spalte alle Online-Sexaktivitäten auf, die problematische Auswirkungen auf sein Leben hatten, die ihn beispielsweise beschämt haben oder die zur eigenen Verletzung oder Verletzung anderer geführt haben. Diese Verhaltensweisen gilt es künftig zu meiden. Sie stellen seine Abstinenzkriterien dar.
2. In der zweiten Spalte führt er all jene Situationen auf, von denen er weiß, dass sie seine Abstinenz gefährden könnten. Es sind die klassischen Auslöse- und Hochrisikosituationen, die in der Vergangenheit immer wieder Suchtverhalten ausgelöst haben. Sie zu kennen und zu benennen, ermöglicht dem Betroffenen sozusagen, ein Frühwarnsystem aufzubauen.
3. In einer dritten Spalte listet er positive Verhaltensweisen und Bedürfnisse auf, die er in der Vergangenheit möglicherweise vernachlässigt hat bzw. die er gerne lernen und ausüben möchte. Sie dienen der Wiederherstellung einer gesunden, ausgeglichenen Lebensführung, aber auch der Belohnung für den neu eingeschlagenen Weg.[135]

Alle diese Maßnahmen zielen darauf ab, den Restbestand der »Drogen« zu entsorgen, die alten Beschaffungswege zu kappen, Heimlichkeiten zu unterbinden und eine neue, positive Struktur im Umgang mit dem Medium zu erreichen. Wenn sich das Suchtproblem auf einer komplexeren Grundlage entwickelt hatte, wie sie beispielsweise eine belastete Kindheit sein kann, reichen aber die spezifischen, rein symptomorientierten Maßnahmen oft nicht aus.

Kulturelle Einflüsse und der persönliche Erfahrungshintergrund eines Menschen tragen auf physiologischer und genetischer Grundlage zur Ausbildung und Entwicklung sexueller Reize bei. Bislang glaubte die Sexualwissenschaft, dass sich die individuellen Auslöser dieser Erregungspalette bereits vollständig in der Kindheit und Jugend ausgeprägt haben und im Leben weitgehend fixiert bleiben. Nun wurde beobachtet, dass sich durch das Internet die Art des sexuellen Appetites durchaus wandeln kann. Durch die Möglichkeit, per Mausklick unmittelbaren Zugang zu jeglicher Form der sexuellen Praktik zu bekommen, können sich die sexuellen Vorlieben und Reaktionsweisen eines Menschen binnen kürzester Zeit dramatisch verändern.

Das, was jemand vielleicht früher als sexuell erregend empfand, hat jetzt an Reiz verloren, während neue sexuelle Reize schnell eine sehr intensive, manchmal eben süchtig anmutende Qualität erlangen können.[136] Dazu gesellen sich auch noch die sexuellen Mikrokulturen, die erst durch das Netz sichtbar geworden sind. Deren Themen reichen von harmlosen Dingen wie Sex in der Schwangerschaft zu kriminellen Aktivitäten wie dem Verbreiten von Kinderpornographie. Es ist noch nicht abzusehen, welche Auswirkungen dies nicht nur für den Einzelnen, sondern auch für eine ganze Gesellschaft haben wird.

Angehörige

»Was die Sonne nicht trocknen kann,
trocknet auch der Mond nicht.«
Sprichwort der Igbo in Nigeria

Sexuelle Co-Abhängigkeit

Co-Sexsüchtige nennt man die Partner von Sexsüchtigen. Die sexuelle Co-Abhängigkeit in ihren einzelnen Facetten und das besondere Zusammenspiel mit der Sexsucht des Partners kann hier nur kursorisch abgehandelt werden, im Grunde genommen müsste ein eigenes Buch zu diesem Thema geschrieben werden. Der Partner ist keineswegs Opfer oder lediglich Spiegelbild des Süchtigen, sondern aufgrund seiner eigenen Geschichte oftmals in besonderer Weise und in gleichem Maße an der Beziehung beteiligt. Keineswegs muss jeder Partner eines Sexabhängigen auch co-abhängig sein, aber oft ist er, ohne es bewusst zu merken, tief in die Bewältigung seines eigenen sexuellen (oder Beziehungs-)Themas verstrickt. So wie sich der Sexsüchtige vom Sex abhängig erlebt, so kann sich der Co-Sexsüchtige vom Sexsüchtigen abhängig fühlen.

In vielfältiger Weise können Angehörige vom sexbezogenen Verhalten ihrer Partner oder Familienangehörigen betroffen sein. Beispiel: Ein Vater stellt fest, dass sein 18-jähriger Sohn zunehmend häufig im Internet auf Sexseiten surft. Was kann er tun? Ob dieses Verhalten für den jungen Mann bereits eine süchtige Qualität angenommen hat, ist von außen oft schlecht zu entscheiden. Normalerweise würde er vielleicht die Augen davor verschließen und das Verhalten seines Sohnes als Zeichen einer normalen Durchgangsphase ansehen. Aber was spricht dagegen, den Kontakt zu suchen? Ohne den Sohn zu beschämen oder in seinen sexuellen Intimraum einzudringen, kann ein vertrauensvolles Gespräch helfen, die Wahrnehmung des Sohnes seinem eigenen Verhalten gegenüber zu schärfen. Ist es einmal offen angesprochen, tritt das Virtuelle bzw. Irreale der pornographischen Welt für den Sohn leichter zu Tage. Wenn er dann auch noch ein Bewusstsein dafür entwickelt, in welchen inneren Situationen er sich am PC lüstern aufladen möchte, weitet sich der Blick automatisch für die eigene Verhaltensweise und ihre Funktion.

Anderes Beispiel: Eine Frau bemerkt, dass ihr Partner fremdgeht, sei es mit einer Geliebten oder einer Sexarbeiterin. Was kann sie tun? Diese außerordentlich schwierige Situation stellt natürlich eine große Belastung für jede Partnerschaft dar. Vielleicht ist das Fremdgehen eine problematische, aber letztlich verstehbare Reaktion auf schwelende Partnerkonflikte. Dann hat es mit dem Sexsuchtthema wahrscheinlich wenig zu tun. Aber vielleicht fühlte sich der Partner früher auch schon mehrfach zu weiteren Sexualkontakten hingezogen. In so einer Situation sollte ihm Mut gemacht werden, seine Sexualität auf den Prüfstand zu stellen, um – ohne ihn aus der Verantwortung zu entlassen – diese Impulse besser zu verstehen. Dadurch kann er eigene Probleme erkennen, Konsequenzen ziehen, sich auf die Suche nach verändernden Ressourcen machen oder gegebenenfalls therapeutische Hilfe suchen. Aber genauso kann es sein, dass die Partnerin emotional oder auch in ihrem Verhalten in das süchtige Verhalten ihres Partners mit verstrickt ist, wie das folgende Beispiel illustriert.

Beispiel: Weg in die Co-Abhängigkeit

Sie liebte ihn und war bereit, vieles für ihn zu tun. Er war unzufrieden mit dem Sex. Manchmal war er auch impotent. Sie befürchtete, dass es an ihr liegen könnte. Zunächst besorgte er ihr Reizwäsche. Damit ging es eine Zeit lang gut. Am aufregendsten war es für ihn, wenn sie sich wie eine Prostituierte zurechtmachte. Er konnte sie auch überreden, auf den Straßenstrich zu gehen und sich zum Schein von anderen Männern anmachen zu lassen. Dann fand er onanierend im abseits geparkten Auto seine Befriedigung. Ihr wäre die Idee zwar nicht gekommen, aber dann fand sie es auch irgendwie aufregend. Vor allem aber drängte es sie, seinen Wünschen nachzukommen, weil sie fürchtete, sonst die Beziehung zu gefährden. Doch nachdem es dabei mehrfach für sie durch potentielle Freier zu herabsetzenden Situationen gekommen war, bekam sie Angst. Im Swinger Club – die nächste Station – brauchte sie keine Angst zu haben. Hier fühlte sie sich verantwortlich dafür, dass er eine ansprechende Partnerin fand. Sie selbst genoss den Sex mit Fremden manchmal mehr als mit ihrem Mann, was diesem natürlich nicht entging. Sie fragte sich, wo das noch hinführen sollte.

Die Frau aus dem Beispiel ist tief in die süchtige Sexualität ihres Partners verstrickt. Sie ist zu einer Co-Abhängigen geworden. Der Begriff Co-Abhängigkeit, der im Suchtbereich Verwendung findet, verdankt sich auch der A-Gruppen-Selbsthilfebewegung. Angehörige hatten im Laufe ihres Zusammenlebens mit den Süchtigen erkannt, dass sie selbst »mit-süchtig«, also »co-abhängig« waren, obwohl sie dem Suchtmittel ihres Partners in der Regel nicht in gleicher Weise ausgeliefert waren. In der Folge entwickelten sich aus der Genesung der Süchtigen und ihrer Angehörigen Einsichten und Erkenntnisse, die auch zur theoretischen Fundierung des Konzepts beitrugen. Zunächst betrachtete man lediglich die Auswirkungen auf das Suchtverhalten. Dabei konnte man beobachten, dass der Co-Abhängige durch sein unklares Verhalten oftmals zur Aufrechterhaltung der Sucht des Partners beitrug. Aber mit der Zeit kristallisierte es sich immer stärker heraus, dass der co-abhängige Mensch selbst – genauso wie der Süchtige – unter ähnlich großen psychischen Problemen litt, die aber unter dem großen Schatten, den die Sucht des Partners wirft, versteckt blieben.

Merkmale der Co-Süchtigkeit

Merkmale der Co-Süchtigkeit, die von manchen Experten als eigenständige Erkrankung angesehen wird, sind:[137]

- Außenorientierung mit dem Wunsch, es der Umwelt recht zu machen,
- Aufrechterhaltung einer intakten äußeren Fassade,
- Altruismus und übertriebene Fürsorge für andere,
- unangemessenes Verantwortungsgefühl und Schuldgefühle,

- fehlendes Gespür für eigene Grenzen zu anderen,
- Kontroll- und Dominanzbedürfnis, um eigene Minderwertigkeitsgefühle nicht spüren zu müssen,
- Beziehungsabhängigkeit mit starken Verlassenheitsängsten,
- Suchtentwicklung zur Entlastung der Überforderung,
- wenig Gespür für eigene Bedürfnisse und Gefühle,
- Neigung zu Depressionen.

Beziehung zwischen Abhängigem und Co-Abhängigem

Der Kollusionsbegriff von Jürg Willi gibt eine vertiefte Sicht auf den dabei zugrunde liegenden Prozess frei. In einer kollusiven Beziehung gehen Partner unbewusst eine Verbindung ein, in der sie sich wechselseitig in ihren kindlichen Verwundungen ergänzen. Beide Partner fühlen sich zueinander hingezogen und wählen in dem anderen Menschen einen »Retter«, der ein ähnliches Grundproblem hat wie sie selbst. Äußerlich gesehen nehmen sie unterschiedliche und ergänzende Rollen ein. Erst beim Blick auf das Ganze erweist sich die Art von Beziehung letztlich als ein untauglicher Bewältigungsversuch einer meist seit Kindheit bestehenden Problematik: Die Partner brauchen einander, um bestimmte Gefühle in sich zu erzeugen oder zu vermeiden.

Ohne es zu merken, wählt vielleicht ein Co-Abhängiger einen emotional abwesenden Partner. Eine klassische Rollenverteilung dieser Kollusion kann beispielsweise der sexsüchtige Mann sein, der in der Frau die versorgende Mutter sucht, während er die Aufregung und das sexuelle Abenteuer außerhalb der Beziehung findet. Die co-abhängige Partnerin fühlt sich eigentlich minderwertig und unattraktiv. Sie hat Angst vor Intimität und Sexualität, ist aber unbewusst entlastet, da sie die Beziehung zu ihrem Partner über die mütterliche Funktion führen kann. Solange er sie braucht, wird er sie nicht verlassen, ist ihre verdeckte innere Logik dabei. Er hingegen sucht die Geborgenheit und das Umsorgtsein eines Kindes bei seiner Frau, während seine sexuelle Maßlosigkeit wächst und wächst. Dabei fixieren sie sich gegenseitig in diesem einseitigen Verhalten und behindern letztlich die Veränderungs- und Entwicklungsmöglichkeiten ihrer Partnerschaft.

Beide Partner bringen ähnliche Verlassenheits-, Bindungs- und Intimitätsängste mit den dazugehörigen Traumata aus ihrer Vergangenheit mit. Aber der eine kompensiert beispielsweise die Verlassenheitsangst, indem er sie sexualisiert und der andere, indem er klammert. Seine offene und ihre verdeckt gelebte süchtige Struktur reflektieren, ergänzen und wiederholen die alten Themen – samt dem Scheitern am Schluss. In der Beziehungskollusion liegt das Gewicht auf den Schultern beider Partner: Es gibt weder Täter noch Opfer oder einen »Haupttäter« und einen »Komplizen«. Beide ergänzen sich und stehen sich in dieser Beziehungstragödie in nichts nach.

Phasen der Co-Abhängigkeit

Bei der Co-Abhängigkeit sind drei Phasen beschrieben worden:

1. Die initiale, quasi die Bemutterungsphase, ist die Zeit, in der sich der co-abhängige Partner sorgend und helfend verhält und hofft, dass seine Liebe den Süchtigen von seiner Sucht befreit.
2. Als nächstes folgt eine Art »Komplizenphase«: Aus Hilflosigkeit verheimlicht und entschuldigt der Co-Abhängige das Verhalten des Partners vor sich und anderen.
3. In der Phase der Krise bzw. Entscheidung kommt es zu Konfrontationen, aggressiven Auseinandersetzungen und Trennungsandrohungen. Jetzt fallen die Würfel: Es kann der Anfang einer Neuorientierung für beide sein oder eine Chronifizierung dieser Beziehungsform einsetzen, was zu einem Arrangement bzw. zur Trennung führen wird.

Eine besondere Art des Zusammenspiels von Süchtigen und Co-Süchtigen schildert Inka. In diesem Beispiel werden die drei Phasen deutlich, und auch, wie sich die Bedürfnisse und Defizite der Partner zunächst positiv ergänzen und ausgleichen können. Wie zwei Zahnräder greifen konstruktive und dann zunehmend destruktive Anteile ineinander: »*Wir haben uns in einer Therapiegruppe kennen gelernt. Da berichtete er über seine Sexualität. Mir blieb der Atem stehen. Es war wie ein Elektroschock. Sofort war von meiner Seite aus eine ganz tiefe Verbin-*

dung zu ihm da. Ich habe zuerst gedacht, er will bestimmt nichts von mir wissen, er war ja auch älter als ich. Er wirkte so gebildet und intelligent und ich fühlte mich wie ein kleines Schulmädchen ihm gegenüber. Auch ging es mir recht schlecht zu dieser Zeit. Da habe ich mich einfach an alles geklammert, was irgendwie in meine Nähe kam. Und er war gut geeignet zum Festhalten. Er war da für mich, wenn ich ganz verzweifelt war. Er hat mir Märchen erzählt und das hat mich beruhigt. Er hatte immer mehrere Frauenbeziehungen gleichzeitig. Ich wusste nie genau, woran ich war. Während unserer sexuellen Begegnungen hat er oft Pornos angeschaut oder sich mit seinen Phantasien beschäftigt. Das hat mich entlastet. Dadurch war er nicht so auf mich fixiert, und ich konnte in der Sexualität so sein, wie ich bin. Seine verschiedenen Freundinnen haben auch zu dieser Entlastung beigetragen. Wenn wir zusammen gewesen sind, war es zu eng zwischen uns. Ich war so bezogen auf ihn, dass ich sonst leicht das Gefühl bekommen hätte, mich selbst zu verlieren oder mich aufzulösen. Von daher war mir der Abstand auch ganz recht. Es gab mir das gute Gefühl: Ich bin frei zu tun was immer ich will. Ich habe aus meiner Kindheit sehr viele Tabus mitgebracht. Nichts sehen dürfen, nichts merken dürfen, nichts wissen dürfen – so war das in meiner Familie. Deshalb waren seine Pornos für mich am Anfang wie eine Befreiung: Ich darf mir das anschauen, ich darf wissen, dass es so was gibt. Ich kann sehen, was da gemacht wird und welche Arten von Sexualität in einem Porno dargestellt werden. Aber je länger unsere Beziehung dauerte, umso mehr rutschte er in die Sexsucht ab. Normalerweise ist er ein sehr sensibler Mann, aber in dem Moment war er immer total abgestumpft. Er wurde rücksichtslos und nur noch gierig auf eines bedacht: Er musste dann Sex haben, koste es was es wolle. Am Ende unserer Beziehung war es, als wenn ich es mit zwei verschiedenen Personen zu tun gehabt hätte. Ich hatte das Gefühl, dass es keine Verbindung gab zwischen dem fürsorglichen, sensiblen Mann und dem abgestumpften, rücksichtslosen, nur noch auf Befriedigung ausgerichteten Menschen.«

Vergleichbare Kindheitsgeschichten

Nicht nur in der Liebesbeziehung fesseln die Gemeinsamkeiten: Auch die Kindheitsgeschichten von Co-Sexsüchtigen erinnern in frappierender Weise an die der Sexsüchtigen, wie Sylvias Geschichte zeigt: »*Als Kind war ich sehr verträumt. Ich habe in einer Märchenwelt gelebt und mir Gemeinschaften ausgedacht, mit Elfen, Prinzessinnen und Puppen, die reden konnten, und da habe ich dazugehört. Eine Lieblingsvorstellung von mir war, dass ich so eine Art Engel bin, mit meinem Gitterbett über die Welt fliege und von da oben Geschenke runterwerfe. In den ersten Grundschuljahren habe ich überhaupt nichts vom Unterricht mitbekommen, weil ich immer weggeträumt bin. Ich war sehr zurückgezogen und habe viel gelesen. Die Bücher waren meine Rückzugswelt. Draußen habe ich mich viel bewegt: Ich habe viel Sport getrieben, bin Rollschuh gefahren. Andere Leute fanden mich bestimmt merkwürdig. In meiner Klasse war ich Außenseiter. Als Kind war ich stets sehr freundlich, nett, sehr lieb und habe immer nur gelächelt und so getan, als ginge es mir supergut. Mein Vater hat uns Mädchen sexuell missbraucht, aber ich hatte es völlig verdrängt. Ich habe mich immer so eklig gefühlt, dass ich dachte, die anderen wollen deswegen bestimmt nichts mit mir zu tun haben. Eklig und dumm und nicht modern genug – so hab ich mich gefühlt. Mein Elternhaus war sehr fromm. Das war ein echter Hemmschuh. Wir wurden altmodisch angezogen. Schminken durften wir uns nicht, und auch nicht auf Partys gehen. Ich gehörte einfach nicht dazu. Als Jugendliche war ich schon wacher, aber auch ziemlich labil. Ich habe Selbstmordgedanken gehabt und versucht, mit dem Pfarrer oder einer Seelsorgerin ins Gespräch zu kommen. Ich hatte so ein wirres Gefühl in mir, als sei ich schuldig und hätte eine Todsünde begangen, die man niemals wieder gutmachen könne.*«

Nach Expertenmeinung entspricht die Häufigkeit des sexuellen Missbrauchs in der Kindheit bei Sexsüchtigen der von Co-Sexsüchtigen. Überproportional häufig bestehen gleichzeitig auch andere Suchterkrankungen. Auch die Beziehung zu den Eltern erinnert an die Beschreibungen der Sexsüchtigen: Co-Sexsüchtige kommen ebenfalls oft aus familiären Verhältnissen, die von Vernachlässigung und körperlichem oder seelischem Missbrauch geprägt sind. Irmgard erzählt von ihren Eltern und von der sexuellen Gewalt, der sie ausgesetzt war: »*Zu meiner Mutter hatte ich schon früh keine Beziehung mehr. Die war einfach nicht anwesend für mich. Es war ihr immer unangenehm, wenn man gekommen ist, es war ihr lästig. Man hielt sich besser fern von ihr, sonst kriegte man einen Rüffel oder wurde für irgendwelche Arbeiten eingespannt. Meine Mutter war richtig dick. Sie hatte das Fett wie einen Schutzpanzer um sich herum. Sie war gleichgültig, ihr war alles egal. Mein Vater dagegen war fürsorglicher als meine Mutter. Er hat mit uns gespielt und uns das Fahrradfahren beigebracht. Er konnte zwar auch jähzornig und sehr streng sein, aber er war da, wenn es irgendwelche Schwierigkeiten gab, dann konnte man zu ihm gehen und er hat geholfen. Manchmal hat er Sachen für mich gebastelt oder mir etwas Besonderes zu meinem Geburtstag geschenkt. Und dann hat er mich immer wieder vergewaltigt. Es war wie ein zweites Gesicht, wie Monsterteile, die ein Eigenleben führten und plötzlich und unkontrollierbar aus ihm hervorbrachen.*«

Inka, die weiter oben bereits erwähnt wurde, hat sich Gedanken über die Verbindung zwischen Co-Sexsüchtigen und Sexsüchtigen gemacht: »*Ich glaube, dass ich deshalb so auf sexsüchtige Männer anspringe, weil es eine ganz tiefe Verbundenheit in unserer Leidensgeschichte gibt. Ich spüre, dass sie missbraucht worden sind und ich bin auch ein Missbrauchsopfer. Unser Unterbewusstes nimmt wahrscheinlich viel mehr wahr, als wir denken. Vielleicht versucht man, etwas zu lösen, das man als Kind nicht lösen konnte. Vielleicht hatte ich die Phantasie bei meinem sexsüchtigen Partner, dass ich ihn gesund lieben könnte. Ich glaube, dass ich als Kind schon gespürt habe, dass mein Vater das nicht gerne tut was er tut, sondern dass es eine große Tragik hat, auch für ihn. Als Kind versucht man erst mal, die Eltern gesund zu lieben. Vielleicht habe ich das auch bei meinem Partner probiert.*«

Rollentausch

Sexsüchtige gehen bevorzugt Beziehungen zu Sexsüchtigen, Co-Sexsüchtigen oder anderen Süchtigen ein. Interessanterweise kann man manchmal auch beobachten, dass ein primär Sexsüchtiger in der Beziehung auch starke co-abhängige Anteile aufweist bzw. dass ein Co-Abhängiger eigene sexsüchtige Anteile auslebt. Manchmal können diese gleichzeitig und kombiniert, manchmal aber auch nacheinander auftreten. So kommt es beispielsweise vor, dass ein Sexsüchtiger abstinent von seiner Sucht lebt, sich aber immer tiefer in co-abhängiges Verhalten verstrickt. Dabei können in Partnerschaften unterschiedliche Konstellationen bzw. Kollusionsarten entstehen. Brigitte war sexsüchtig. In ihrer ersten Ehe spielte Sex kaum eine Rolle. Dafür ging sie verschiedene Beziehungen zu anderen Männern ein: *»Mein Mann war vermögend und schenkte mir ein neues Auto. Damit bin ich nachts zu anderen Männern gefahren. Er hatte alles mitbekommen, aber die Augen davor verschlossen. Er wollte mich einfach nicht verlieren.«* Später nahm sie auch Geld für Sex. In ihrer zweiten Ehe war ihr Partner sex- und spielsüchtig. In dieser Ehe verlor sie zunehmend das Interesse an Sex, aber bemühte sich intensiv darum, ihm bei der Bewältigung seiner Probleme beizustehen.

Ein anderes Beispiel ist Fritz: Er ist sexsüchtig, geschieden, beruflich sehr erfolgreich. Er onaniert süchtig, während er Pornos schaut. In der Beziehung zu seiner ebenfalls süchtigen Partnerin tut er bis zur Selbstaufgabe alles was er kann, um ihr bei der Bewältigung ihres Lebens beizustehen. Dabei verzichtet er ganz auf Sex mit ihr und Onanie.

Eine kollusive Beziehung, in der die süchtige Sexualität eine zentrale Rolle einnimmt, stellt eine zusätzliche, besondere Form der inneren Belastung dar. Es macht eben einen großen Unterschied, ob der Partner Alkohol, Medikamente oder Drogen seinem Partner vorzieht oder ob er andere Sexualpartner bevorzugt. Oder anders ausgedrückt: Wenn zwei Drogensüchtige zusammen koksen oder ein Nichtalkoholisierter seinen betrunkenen Partner erlebt, bleibt die gemeinsame Erfahrung vergleichsweise wenig entgrenzt und äußerlich. Wenn aber zwei Sexsüchtige oder ein Sex- und ein Co-Sexsüchtiger miteinander ihre Sucht ausleben, greifen sie in der intimst möglichen Art in das Zentrum ihrer Beziehung ein. Vertrauen, Hingabe und das verletzliche Entblößen voreinander haben in einer Partnerschaft ihren Verschmelzungspunkt tief in Seele der Menschen. Kränkungen auf sexuellem Gebiet wirken deshalb wie Verrat. Sie werden nachhaltig empfunden und gehören zu den schlimmsten Belastungen einer Partnerschaft, weil sie den zentralen Kern des Einheitserlebens zerstören.

Auch die amerikanische Psychologin Charlotte Kasl sieht sowohl bei Sexsüchtigen als auch bei Co-Sexsüchtigen den gleichen krankmachenden Kindheitshintergrund. Sie hat Sexsucht bei Frauen untersucht und fand z. B. heraus, dass sich sexsüchtige bzw. co-sexsüchtige Frauen in der Anzahl der Sexualpartner kaum unterscheiden.[138] Trotz der unterschiedlichen Rollenverteilung leiden beide unter negativen Kindheitsüberzeugungen wie zum Beispiel: »Eigentlich bin ich von Grund auf ein unerwünschter, unanständiger, keine Liebe verdienender fehlerhafter Mensch, der einen unanständigen, fehlerhaften Körper besitzt, ohnmächtig im Leben ist und immer wieder verlassen werden wird.«

Nach Kasl liegt der Unterschied zwischen beiden lediglich in der Verarbeitungsform: Der Sexsüchtige lernt schon früh, seine Bedürfnisse abzuspalten und Beziehungen zu benutzen, um Sex zu bekommen. Dies ermöglicht ihm die Flucht vor den schrecklichen Gefühlen oder gibt ihm ein Gefühl von Macht. Der Co-Sexsüchtige hingegen lernt schon früh, seine Wut abzuspalten und benutzt den Sex, um einen Partner anzuziehen. Dadurch werden Verlassenheitsgefühle vermieden und durch das Helfen wird ein Gefühl von Macht erzeugt. Neben den »Reinformen« gibt es auch Mischformen von Sexsucht und Co-Sexsucht.

Co-Sexsüchtige benutzen Sex also genauso wie Sexsüchtige. Während der Sexsüchtige Sex als sein wichtigstes Bedürfnis ansieht, sieht der Angehörige Sex als die größte Bestätigung seiner Attraktivität und der Liebe des Partners an. Entsprechend ist die größte Angst der Sexsüchtigen, dass Sex für sie nicht mehr zur Verfügung steht, und die größte Angst des Co-Sexsüchtigen ist es, nicht attraktiv für den eigenen Partner zu sein.

Spezifische Verhaltensweisen von Co-Sexsüchtigen

Aus Angst, verlassen zu werden, versucht der Co-Sexsüchtige, die Kontrolle über die Sexualität des Partners zu bewahren. Dazu gehören folgende Verhaltensweisen:[139]

- Sich auch ohne Lust auf Sex einlassen, aus Angst vor Ablehnung, Wut oder Gewalt des Partners oder aus Angst vorm Fremdgehen bzw. Verlassenwerden,
- Orgasmus vortäuschen,
- Sex zur Belohnung oder Sexentzug zur Bestrafung einsetzen,
- sich auf sexuelle Aktivitäten einlassen, die man unangenehm findet,
- Sex haben, obwohl es körperlich schmerzhaft ist,
- Sex gegen materielle Zuwendungen tauschen,
- die eigene sexuelle Attraktivität als Aufwertung der eigenen Person erleben oder als Zeichen von Liebe.

Andere Zeichen beschreiben den verschobenen inneren Fokus des Co-Abhängigen zum Sexsüchtigen hin:

- mehr auf die Sexualität des anderen achten als auf die eigene,
- Angst, dem Partner die eigenen sexuellen Bedürfnisse mitzuteilen,
- sich um die süchtige Sexualität des Partners Sorgen machen,
- die Auswirkungen der Sexsucht des Partners verharmlosen, verleugnen oder ihn vor den Auswirkungen schützen.

Entsprechend trifft man bei Co-Sexsüchtigen auf Einstellungen, die ihr negatives Selbstbild widerspiegeln: »Wenn ich besser im Bett wäre, wäre mein Partner wahrscheinlich sexuell nicht so interessiert an anderen.« – »Je größer die Geschenke und je mehr Geld mein Partner für mich ausgibt, umso mehr Liebe empfindet er für mich.« – »Ich bin so wenig liebenswert, letzten Endes wird mich jeder Partner wieder verlassen.«

Die amerikanische Suchtmedizinerin Jennifer Schneider hat ein spezifisches co-abhängiges Verhalten bei Angehörigen von Cybersexsüchtigen beobachtet.[140] Hier werden die gleichen Kontrollversuche des Partners und die Bedrohung des eigenen Selbstwertgefühls als Hauptcharakteristika geschildert, die themaspezifisch ihre besonderen Ausdrucksweisen haben:

- Versuch des Partners, mit den Cyberbildern mitzuhalten,
- Teilnahme an sexuellen Aktivitäten des Partners, bei denen man sich nicht wohl fühlt,
- nachlassendes Interesse an Sex mit dem Partner als Folge seiner Cybersexaktivitäten,
- heimliches Ausspionieren der Cybersexaktivitäten des Partners,
- sich an den Cybersexaktivitäten des Partners beteiligen, um dadurch die Kontrolle über sein Verhalten zu bewahren,
- die Online-Aktivitäten des Partners nach außen verheimlichen,
- Versuch, die eigenen Kinder vor der Konfrontation mit den Cybersexaktivitäten des Partners zu schützen,
- Versuch, den Partner dazu zu bewegen, seine Cybersexaktivitäten aufzugeben,
- Zugang des Partners zum Computer kontrollieren,
- Depressionen oder Suizidideen als Reaktion auf die Cybersexaktivitäten des Partners.

Auswirkungen

Ähnlich wie bei den anderen Co-Abhängigkeiten können unspezifische Körpersymptome wie Kopfschmerzen, Bauchschmerzen oder starke Müdigkeit Teil der Symptomatik sein. Bei der Co-Sexsüchtigkeit werden insbesondere sexuelle Funktionsstörungen beobachtet. Depressionen und Angstzustände sind ebenfalls häufig. Oftmals wird die Behandlung zuerst über körperliche Beschwerden gesucht. Die eigentlichen Ursachen werden von den Betroffenen häufig nicht erkannt.

Auch co-sexsüchtiges Verhalten hat in den Bereichen Partnerschaft, Elternschaft, Gesundheit, Beruf, Arbeit, Geld und Gesetz ähnlich dramatische Folgen wie die Sexsucht. Co-Sexsüchtige haben ebenfalls Schwierigkeiten, Grenzen zu setzen: In der Partnerschaft und Sexualität orientieren sie sich nicht konsequent an ihren eigenen Grenzen. Sie können sich mit Krankheiten anstecken, die über den Geschlechtsverkehr übertragen werden. Sie lassen sich in Beziehungen ausbeuten und übernehmen die größere Last an Verantwortung. Sie stellen ihre eigenen Berufswünsche oder Ausbildungspläne zurück zugunsten des Partners. Sie verleihen Geld an unzuverlässige Partner, bezahlen deren Schulden oder unterschreiben deren Schuldscheine. Als Eltern haben sie es manchmal schwer, innerlich einen guten Zugang zu ihren Kindern zu bekommen. Grenzverletzungen zwischen den Generationen, z.B. durch (sexualisierte) Gewalt an Kindern, stehen sie oft hilflos gegenüber; nur selten schreiten sie konsequent bei Sexualdelikten ein.[141]

Wege aus der Co-Abhängigkeit

Das erste wichtige Ziel eines Co-Abhängigen: Er muss akzeptieren, dass er weder das Problem des Süchtigen verursacht hat, noch es kontrollieren oder heilen kann. Diese Erkenntnis ist ein Meilenstein für ihn. Langsam kann er dann die ernüchternde Erfahrung machen, dass seine ständigen Schuld- und Minderwertigkeitsgefühle genauso unangemessen sind, wie die daraus resultierende Überverantwortlichkeit, die manchmal als Allmachtsgefühl erscheint. Der Co-Abhängige muss lernen, dem Süchtigen die Verantwortung für sein Tun und dessen Folgen zu überlassen.

Dieses Loslassen führt manchmal zu einem schmerzhaften inneren Veränderungsprozess, der den Co-Süchtigen mit der Schwere seines eigenen Selbstwertproblems konfrontiert. Aber genau darin liegen der Kern seines abstinenten Verhaltens und der Anfang einer gesunden Art, an den eigenen Problemen zu arbeiten und sie in den Mittelpunkt zu stellen. Große Unsicherheiten und Unwägbarkeiten können entstehen, wenn die sexuelle Ebene nicht mehr einen übergroßen Stellenwert in der Partnerschaft einnimmt. Verlassenheits- und Verlorenheitsgefühle können an die Oberfläche geschwemmt werden: »Wird er mich noch lieben, wenn ich zu seinen sexuellen Wünschen nicht immer Ja sage?« – »Wird mein Partner mir trotzdem treu bleiben?« – »Kann ich auch attraktiv für meinen Partner sein, wenn die sexuelle Energie in unserer Beziehung nachlässt?« Manchmal werden bislang verdrängte Familiengeheimnisse oder sexuelle Traumata erinnert, die den Betroffenen stark belasten, aber auch ein neues Verständnis für seine früheren Reaktionen ermöglichen.

Eigene Grenzen setzen

Co-Sexsüchtige müssen lernen, ein Gespür für die eigenen Grenzen zu entwickeln. Voraussetzung dafür ist das Spüren der eigenen Gefühle und Bedürfnisse, die Fähigkeit, diese angemessen auszudrücken und in Willensimpulse umzusetzen. Dazu gehört oft auch die Stärkung von autonomen, auf Durchsetzung bedachten Persönlichkeitsanteilen, die es dem Betroffenen z. B. ermöglichen, seinen Ärger wahrzunehmen und als berechtigt zu erleben oder seine Wut auszudrücken, wenn notwendig. Die Fähigkeit, auch im Interesse der Liebesbeziehung Nein sagen zu können und die Folgen davon auszuhalten, ist oftmals ein wichtiger Schritt für einen Co-Sexsüchtigen. Das Nein, das vielleicht aus Angst vor dem Verlassenwerden bislang vermieden wurde, kann erlösend sein.

Um solche tief greifenden Veränderungen zu erreichen, ist es oft ratsam, professionelle Hilfe anzunehmen. Auch bei der Co-Sexsüchtigkeit hat sich ein vielseitiges, mehrdimensionales, methodenübergreifendes Behandlungsangebot bewährt, beispielsweise Einzel-, Paar-, Kreativ-, Körper- oder Traumatherapie. Zusammen mit der Psychotherapie sind die Selbsthilfegruppen die wichtigste Möglichkeit, aus der Isolation herauszukommen und in den Kontakt mit anderen Betroffenen zu gelangen. In unserer Gesellschaft ist normabweichender Sex für den Betroffenen unverändert heikel und extrem schambesetzt, so dass oftmals ein co-abhängiger Partner sich noch nie mit einem anderen Menschen darüber ausgetauscht hat. Die ganze Bürde wird von ihm allein getragen. In den deutschsprachigen Ländern ist die S-ANON (die Angehörigengruppe der Anonymen Sexaholiker) die einzige verbreitete Angehörigengruppe. In der S-ANON-Literatur kann man nachlesen, wie die Betroffenen ihr Problem sehen: »Die meisten von uns wuchsen in Familien mit Geheimnissen auf und wurden nicht angeleitet, über ihre eigenen Bedürfnisse nachzudenken oder im Sinne ihrer Erfüllung positiv zu handeln. Wir wählten Freunde und Partner aus, die unfähig oder unwillig waren, uns in gesunder Weise zu lieben oder zu unterstützen. Wir lebten unser Leben vom Standpunkt des Opfers aus und empfanden jede persönliche Kritik als Bedrohung. Für die meisten von uns waren Ärger, Angst und Depression ständige Begleiter. Viele von uns hatten sehr früh in ihrem Leben einige ungesunde Einstellungen über sich selbst erworben – dass sie nicht wertvoll und liebenswert seien, dass sie in der Lage seien, das Verhalten anderer Menschen zu kontrollieren und dass Sexualität der wichtigste Beweis für Liebe sei.«[142]

Auch diese Selbsthilfegruppen funktionieren nach dem 12-Schritte-Programm. Über die regelmäßigen Besuche dieser Meetings, der Sponsorschaft und das Arbeiten im Programm wird eine kontinuierliche Arbeit an dem Problem ermöglicht. Es gibt auch die Möglichkeit, Meetings für Paare zu besuchen.

Leitlinien für Co-Abhängige

In Anlehnung an das Programm der Selbsthilfegruppen für Co-Abhängige gibt es vier Leitlinien für eine erfolgreiche Bewältigung:[143] den Partner lieben zu lernen, ohne ihm die Konsequenzen seines Verhaltens zu ersparen; das Anerkennen der eigenen Machtlosigkeit gegenüber dem destruktiven sexuellen Verhalten des Partners; das Anerkennen, dass diese Krankheit alle einen großen Preis gekostet hat und die Definition einer eigenen Abstinenzregel, an der beständig gearbeitet werden kann.

Das Herauswachsen aus der co-abhängigen Haltung ist ein kontinuierlicher, über Jahre gehender Prozess. Mit zunehmender Achtsamkeit werden den Betroffenen immer stärker ihre co-abhängigen Denk- und Verhaltensweisen bewusst, samt den dabei unterlegten Gefühlen und Motiven, und werden so einer Veränderung zugänglich. Hat der Co-Abhängige erst mal seine eigene Betroffenheit erkannt, kann er im eigenen Interesse diesen Weg weiter beschreiten, unabhängig davon, ob die Partnerschaft fortbesteht oder der Partner die sexuelle Abstinenz einhält. Der Abbau von Schuldgefühlen, die Verbesserung der Kontakt- und Beziehungsfähigkeit und des Selbstwertgefühls sind die Hauptbereiche, in denen sich die Entwicklung zeigt. Die Fähigkeiten, eigene emotionale und sexuelle Bedürfnisse wahrzunehmen und auszudrücken sowie Grenzen zu spüren und zu setzen, können das Vermögen der partnerschaftlichen Liebesbeziehung erhöhen; sie helfen dabei, auch mit von Distanz geprägten Phasen konstruktiv umzugehen.

Nicht selten scheitern Partnerschaften. Die fehlende Einsicht in die Natur des Problems, Vertrauensbrüche und Enttäuschungen – auf beiden Seiten können die Gründe vielfältig sein. Aber vielen Paaren gelingt es auch, an der Verbesserung ihrer Beziehung zu arbeiten. Sie besuchen Selbsthilfegruppen und stehen oftmals auch in psychotherapeutischer Behandlung. Ein zentrales Beziehungsthema dabei ist der Wiederaufbau von gegenseitigem Vertrauen. Der Sexsüchtige hat das Vertrauen durch vielfach gebrochene Versprechungen meist verspielt. Der Co-Sexsüchtige hatte durch seine Manipulationsversuche seine wahren Gefühle verdeckt gehalten.

Viele Paare erleben es als hilfreich, wenn sie in ihrer Beziehung frühere Grenzen wieder neu aufstellen bzw. aus den Erfahrungen neue, funktionierende Grenzen festlegen. Dazu kann beispielsweise gehören, dass es keine Lügen mehr geben darf. Manche vereinbaren einen manipulationsfreien Umgang miteinander: Beschimpfungen oder (Androhung von) Gewalt dürfen nicht mehr Teil des Beziehungsrepertoires sein. Manche Paare stellen die Regel auf, dass sie einander binnen 24 Stunden einen Rückfall mitteilen. Für den Süchtigen bedeutet dies, dass er über seinen Sexrückfall spricht, für den co-abhängigen Partner, dass er ein Zurückfallen in eine frühere Co-Verhaltensweise offen mitteilt.

Zum neu aufgebauten Vertrauen in der Partnerschaft gehört auch Intimität. Von der Sexsucht verwundete Paare brauchen oft einen Rahmen, in dem sie lernen können, miteinander emotional intim und vertraut zu werden. Vollkommen unabhängig von der Sexualität in einen gemeinsamen Austausch von Erlebnissen, Interessen und Gefühlen zu kommen, schafft Nähe und Verbundenheit und stärkt das Zugehörigkeitsgefühl. Für beide sind gemeinsame nicht-sexuelle Interessen wichtig sowie der Aufbau eines guten Beziehungsnetzes außerhalb der Partnerschaft. Gemeinsame Freunde oder verschiedene Unternehmungen in den Bereichen Kultur, Spiritualität, Sport, Reisen etc. tragen zu einer Verminderung der Isolation innerhalb der Partnerschaft bei und stärken den freundschaftlichen Pol.

Zudem müssen beide Partner eigenständige Interessen finden,

um Autonomie zu entwickeln. Dabei muss das Paar gemeinsam Sorge tragen, damit diese Hinwendung zum autonomen Pol vom anderen Partner nicht als bedrohlich erlebt wird. Co-Sexsüchtige und ihre Partner neigen zu symbiotischen Beziehungen; die inneren Bilder der symbiotischen Wunschwelt sind unverändert stark und präsent. Einsamkeitsgefühle, Eifersucht, Kontrollwünsche, Wut oder Verlassenheitsängste entstehen schnell, wenn ein Partner sich intensiver der Außenwelt zuwendet. Zu einer guten Justierung der Aktivitäten kann der intime Dialog zwischen den Partnern über die dabei auftretenden Gefühle beitragen.

Manchmal bereitet auch die ein- bis dreimonatige zölibatäre Phase zu Beginn der sexuellen Trockenheit Probleme in der Partnerschaft. Der Süchtige glaubt, es nicht durchstehen zu können, während der Co-Sexsüchtige sich in dieser Zeit vielleicht um seine sexuellen Bedürfnisse betrogen fühlt. Auch können die Selbstwertprobleme beim Co-Abhängigen jetzt stärker an die Oberfläche gelangen. Die vielen dabei auftauchenden Probleme sind nun eine echte Möglichkeit, eine neue, offene und bindungsbezogene Umgehensweise zu erlernen. Auch über die initiale Fastenzeit hinaus ist es nicht selten, dass dem Paar seine sexuellen Probleme jetzt stärker deutlich werden. Im bewussten Umgang miteinander eröffnen sich auch hier oft neue, befriedigende Gestaltungsmöglichkeiten.

Dieser neue Weg wurde bereits von vielen Betroffenen beschritten. Co-Sexsüchtige, die sich ehrlich und ernsthaft darum bemühen, die alten Strukturen zu überwinden, haben beste Aussichten, ihr Leben und ihre Lebensbezüge positiv zu verändern und zu gestalten.

Gesellschaftlicher Ausblick

»Mangelnde Information beruht
zum Teil nicht darauf, dass etwas nicht gesagt,
sondern dass es nicht gehört wurde.«
Karl Jaspers

Als in den 70er-Jahren mehr und mehr Frauen berichteten, dass sie manchmal zu viel essen und anschließend wieder erbrechen, musste ein (zuletzt bei den alten Griechen und Römern bekanntes) Phänomen neu registriert werden: Diese Frauen hatten in einer individuellen Notlage eine Essstörung entwickelt, in der sich auch der starke gesellschaftliche Druck zu einer normierten, äußeren Attraktivität reflektierte. Dieses Phänomen breitete sich vor allem bei entsprechend vorbelasteten Personen rasch aus und gehört unter dem Namen Bulimie heute zur häufigsten Störung der Impulskontrolle bei Frauen. Inzwischen ist dieses Phänomen als Krankheit anerkannt, und es gibt spezialisierte und effektive Behandlungskonzepte und -einrichtungen dafür.

Die Sexsucht, als die verbreiteteste Störung der Impulskontrolle bei Männern, ist noch sehr wenig bekannt. Selbst unter Professionellen herrscht manchmal eine erstaunliche Unkenntnis. So äußerte sich der Klinikdirektor einer großen deutschen Suchtklinik in einem Vortrag abwertend über die Inflation des Suchtbegriffes: »Heutzutage bezeichnet man jedes und alles als süchtig: Ichsucht, Eifersucht ..., jetzt gibt es ja sogar die Sexsucht.« Und ein bekannter deutscher Sexualwissenschaftler publiziert, dass er die Sexsucht für eine Erfindung der Medien hält.

Das ist bedauerlich. Diese »neue« Krankheit ist nämlich genauso wie die Bulimie einerseits Ausdruck biographischer Verwundungen und reflektiert andererseits möglicherweise ebenfalls einen gesellschaftlichen Wandel. Sexsüchtige repräsentieren ein Zerrbild normierter Männer- und Frauenideale à la James Bond und seiner verführerischen Gespielinnen. In einer modernen Konsumgesellschaft, in der Sexualität zu einer überall verfügbaren Ware gemacht worden ist, sind Sexexzesse eine verständliche Konsequenz. Manche Süchtige haben deshalb im Laufe ihres Lebens hunderte von Sexualpartnern gehabt, manche gar mehr als tausend.

Während früher das süchtige Element in der Sexualität zumeist bei progredienten Verlaufsformen so genannter Perversionen wie Sadomasochismus beobachtet wurde, verfügen die meisten Hypersexuellen heute über eine weitaus größere Palette sexueller Erregungsmöglichkeiten. Das eher enge Reizmuster der klassischen Perversionen scheint teilweise von einem bunten Variationsmuster sexsüchtiger Erregungsmöglichkeiten abgelöst worden zu sein.

Jede Gesellschaft reagiert auf Erscheinungen und Krankheiten, die aus ihr hervorgehen. In puncto Sexualität haben sich deshalb Repressions- und Liberalisierungsphasen immer wieder abgelöst. Sie stellen möglicherweise einen Nährboden für Störungen des gesunden Sexualempfindens dar. Denn die Mystifizierung der Sexualität durch Verschweigen oder durch Überhöhung (Sex als Ideal der Liebe), wird der Wirklichkeit genauso wenig gerecht wie pornographische Darstellungen. Dies korrespondiert mit der Beobachtung, dass Sexsucht in Familien mit extremer Leib- und Sexualfeindlichkeit genauso oft vorzukommen scheint wie in Familien mit sexuellen Übergriffen und Gewalt.

Sex als Konsumgut

Noch nie wurde so viel Pornographie produziert und konsumiert wie heute. Aus finanziellem Kalkül werden die Phantasien und Sehnsüchte der Menschen ausgebeutet. Pornodarsteller bei der Arbeit normieren dem Konsumenten unbewusst den »richtigen« Weg der geschlechtlichen Vereinigung. Silikonimplantierte und anderweitig chirurgisch aufgebesserte Frauen simulieren Dauerorgasmen, während Männer mit gewaltigen Geschlechtsteilen marathonmäßig die durchschnittliche Koitusdauer von vier Minuten[144] weit in den Schatten stellen. Eine von Konsum geprägte Gesellschaft lädt Menschen zur Lustmaximierung und Selbstverwirklichung ein. Es ist eine Binsenweisheit: Wo es viel

Alkohol, Drogen, Essen und Sex gibt, gibt es auch viele Alkohol-, Drogen-, Ess- und Sexsüchtige. Die Gesellschaft läuft dabei Gefahr, einen egoistischen, narzisstischen Persönlichkeitstypus zu begünstigen, dem die Masturbation als Hauptform der Sexualität vollkommen ausreicht.

Sex als Sünde

Die Kirche hat ihre Chance zu einer positiven Sexualerziehung vertan. Die Verbreitung der leib- und sexualfeindlichen Moralvorstellungen oblag im westlichen Kulturkreis über die Jahrhunderte vor allem den Kirchen. Das Kirchenchristentum hat es im Laufe der Zeit geschafft, dass »die Lust zum Teufel ging«.[145] Die katholische Kirche beispielsweise trägt mit ihren Lehren bis heute zu einer mystifizierten, realitätsfernen Einstellung zur Sexualität bei: die Sanktionierung jeglicher sexueller Handlungen außer zur Fortpflanzung, die als schwere Sünde zu beichtende »Befleckung durch fleischliche Begehrlichkeit«(Onanie), die angebliche Schädlichkeit des Menstruations- oder Wöchnerinnenblutes, das Reinigungsopfer erfordert, die Idealisierung der Ehelosigkeit bzw. des zölibatären Lebens und die Einstellung zu Verhütungsmitteln. Dies sind Beispiele dafür, wie Sexualität und Sünde tendenziell verquickt werden.[146] Sie können bei Gläubigen zu einem ständigen Kampf gegen den Geschlechtstrieb führen.

Wer Sexualität als »Fleischeslust« abwertet, zeigt nicht nur eine von der Wirklichkeit abgehobene Moralvorstellung, sondern setzt sich auch über die biologische Realität menschlicher Sexualität hinweg. Zudem wird der Sexualität ihre Kraft und Würde und den Menschen die Freude und Lust am eigenen Körper genommen. »Im schlimmsten Fall bringt uns die traditionelle christliche Erziehung bei, dass das Böse durch den Frauenkörper kommt, der sündig geboren wurde und für den man sich zu schämen hat. In seiner besten Form bringt uns das traditionelle Christentum bei, dass Sex einer Frau Freude bringen kann, wenn sie verheiratet und heterosexuell ist (…) Es ist so, als wenn Sex etwas Dreckiges wäre, und man tut das Dreckige mit dem, den man liebt.«[147] In diesem Zusammenhang ist auch die negative Einstellung zur Homosexualität in Kirche und (Teilen der) Gesellschaft zu nennen. Ihre letztlich wenig veränderte Stigmatisierung und Verbannung rücken diese Form der Sexualität in die Nähe des Heimlichen und Verbotenen und machen sie dadurch ganz besonders anfällig gegenüber sexueller Süchtigkeit.

Sexualität in die Nähe von Verbot und Sünde zu rücken, schafft eine negative Haltung. Die dadurch bewirkte Unterdrückung sexueller Regungen unterscheidet sich in ihren Auswirkungen letztlich kaum von den entgrenzten und enthemmten Einstellungen einer modernen pornographischen Gesellschaft. Das Verbot wirkt bei vielen eher wie ein Motor des Verlangens und kann ähnlich wie bei den Ess-Brech-Attacken der Bulimie in einen süchtigen Kreislauf von zu viel und zu wenig münden. Nicht umsonst wird bei Priestern oder Diakonen, die durch diese kirchliche Sexuallehre besonders unterjocht wurden, oft über sexuell auffälliges Verhalten berichtet. Es entbehrt nicht einer gewissen Ironie, dass die gleichen kirchlichen Institutionen, die geradezu diese Entwicklung mit verursacht haben, sich besonders wertend und stigmatisierend äußern.

Gesellschaftliche Folgen der Sexsucht

Ein Alkoholiker braucht in Deutschland circa 20 Jahre, bis seine Sucht das erste Mal qualifiziert behandelt wird. Dies spiegelt nicht nur den Informationsmangel, sondern auch die kollektive Verdrängung des Problems wider. Muss er stationär behandelt werden, kommt es in circa einem Drittel der Fälle zu Fehleinweisungen: Statt in einer Suchtklinik wird er in einem Allgemeinkrankenhaus behandelt. Allein dadurch entstehen dem deutschen Gesundheitswesen Kosten in Höhe von einer halben Milliarde Euro im Jahr. Das ist dreimal so viel, wie alle Suchtberatungsstellen in Deutschland jährlich kosten. Generell beträgt das Verhältnis zwischen Ausgaben und Einnahmen beim Alkohol drei zu eins: Der Staat gibt für die Behandlung der Alkoholiker dreimal so viel Geld aus, wie er durch die Alkoholsteuer einnimmt.[148] Die Kosten-Nutzen-Analyse hat bei allen Suchterkrankungen bisher nachgewiesen, dass sich eine Behandlung auch unter finanziellen Gesichtspunkten für eine Gesellschaft lohnt.

Dies würde sich wahrscheinlich auch für die Sexsucht nachweisen lassen. Die Folgen, die eine Gesellschaft für ihre sexsüchtigen Mitglieder zu tragen hat, sind nämlich manigfach: Gesundheitsausgaben durch psychische Folgekrankheiten; Leistungsminderung am Arbeitsplatz; gescheiterte Ehen und gestörte Kinder; Frauenhandel und Sextourismus; Körperverletzung, Verbreitung von Geschlechtskrankheiten, Todesfälle durch gefährliche sexuelle Praktiken; Kriminalität durch sexuelle Beziehungen mit Abhängigen, sexuelle Gewalt gegen Kinder, Kinderpornographie, pornographische Gewaltdarstellungen und Vergewaltigung. Natürlich haben diese Folgen verschiedene Ursachen und sind nur manchmal Bestandteil einer Sexsucht.

In zwei Bereichen, die zur Sexsucht gehören können, ist die gesellschaftliche Mystifizierung und Verharmlosung noch unverändert groß: Prostitution und sexuelle Nötigung in helfenden Berufen. Auf beide Aspekte wird näher eingegangen.

Prostitution

400 000 (!) Sexarbeiterinnen und Sexarbeiter arbeiten in Deutschland.[149] Das entspricht einem Bevölkerungsanteil von 0,5 Prozent. In einer Kleinstadt mit 20 000 Einwohnern leben also statistisch gesehen 100 Sexarbeiter. Diese vielfach suchtkranken, in ihrer Kindheit mehrfach traumatisierten Menschen leben sozial an den Rand gedrängt, oft in einer Art Subkultur in unserer Gesellschaft. Das Gesetz zur Regelung der Rechtsverhältnisse der Prostituierten, ein seit 2002 gültiges Prostitutionsgesetz in Deutschland, bietet wenigstens auf der rechtlichen Ebene ein Stück Absicherung und Integration.

Alice Frohnert, die selbst Erfahrungen in der Sexarbeit gesammelt hat, kritisiert mit Recht die Pseudoprogressivität und Normalisierung der gekauften Sexualität: »Menschen sagen: ›Prostitution ist normal, warum nicht? Die Frauen verdienen und die Kunden sind befriedigt.‹ Aber das ist nicht so. Das ist einfach eine sehr oberflächliche Sichtweise, die als Progressivität verkauft wird, die aber sehr gefährlich ist. Es ist eine Verdrehung der Tatsachen. Prostitution ist auf keinen Fall ›Normalität‹ im herkömmlichen Sinn. Sie ist der Horror. Auch mit dem Begriff ›Beruf‹ muss man vorsichtig sein. Bei der Prostitution in ihrer heutigen Form kann man nicht von ›Beruf‹ sprechen. Es ist Zerstörung, und wenn man daraus einen Beruf machen will, dann ist das Gewalt.«[150]

Die meisten Sexarbeiterinnen und Sexarbeiter üben ihre Tätigkeit nicht freiwillig aus, sondern sind durch widrige Umstände – innerer und äußerer Art – in diese Situation hineingeraten. Zudem ist nach Auskunft eines Polizeidezernenten einer deutschen Großstadt die kriminelle Energie im Rotlichtmilieu erheblich.[151] Durch Frauenhandel werden in Deutschland ca. 30 Prozent der Prostituierten zu ihrer Tätigkeit gezwungen. Die Freier zahlen also für die Möglichkeit, eine Frau vergewaltigen zu können. Beim Sextourismus wird es wahrscheinlich nicht viel anders aussehen.

Menschen, die in die Prostitution geraten sind, sind in Not und brauchen Hilfe. Weder Staat oder Kirche, noch Kommunen oder Wohlfahrtsverbände bieten für aussteigewillige Sexarbeiter ein angemessenes und spezifisches Angebot. Eine umfassende Rehabilitierung wäre ein Angebot der ambulanten oder stationären psychiatrisch-psychotherapeutischen Versorgung, das auch Ausbildungs- oder Umschulungsmaßnahmen und Hilfen bei Rechtsfragen sowie der sozialen Integration umfassen würde. Dazu wären alle gesellschaftlichen Gruppierungen gefragt. Erste Schritte in diese Richtung sind bereits gegründete Frauenberatungsstellen und Selbsthilfegruppen wie »Hydra e.V.« oder »Madonna e.V.«. Die Gründung der »Prostitutes Anonymous« in Deutschland steht noch aus. Es ist hoffentlich nicht utopisch, sondern visionär, dass die Angebote der Behandlung für Sexarbeiter eines Tages ähnlich umfassend und vielseitig sein werden, wie die für Drogenabhängige – eine ungefähr gleich große Gruppe. Denn dort haben sich bereits die nötigen niedrig- und hochschwelligen Angebote gut bewährt.

Sexuelle Übergriffe von Helfern

Ärzte, Psychologen, Geistliche und andere Helfer gehen manchmal sexuelle Beziehungen zu den ihnen anvertrauten Patienten, Klienten oder Gemeindemitgliedern ein. Erst seit einigen Jahren ist dieses sexuell übergriffige Verhalten in Deutschland ein Straftatbestand. Er ist jetzt als sexueller Missbrauch unter Ausnutzung eines Beratungs-, Behandlungs- oder Betreuungsverhältnisses geregelt und kann mit Entzug der Berufszulassung und Gefängnis bestraft werden.[152] In der diesen Beziehungen unterlegten Dynamik finden sich oft ähnliche Elemente, wie sie bei der Sexsucht beschrieben wurden. In einer Untersuchung von 150 Ärzten, Therapeuten, Pfarrern und anderen Helfern, die sexuelle Beziehungen zu anvertrauten Personen eingegangen waren, erstaunt es deshalb nicht, dass sich immerhin mehr als die Hälfte der Helfer als sexsüchtig herausstellten.[153]

Die anvertrauten Personen, die sich auf die sexuelle Beziehung eingelassen haben, hatten genauso wie die Täter oftmals schwere Traumatisierungen in der Kindheit erlebt. Beide Seiten zeigten einen unterentwickelten Sinn für eigene Grenzen.[154] Der angesehene Beruf und die oftmals intellektuelle Überlegenheit des Helfers verbunden mit dem entstandenen Vertrauen ähneln in dieser Einseitigkeit am ehesten einer Eltern-Kind-Beziehung. Das spätere Opfer fühlt sich geborgen und sieht unbewusst im Helfer eine elterliche Instanz bzw. einen »Retter«. Der Helfer umgekehrt fühlt sich anerkannt und bewundert. Es entsteht ein einseitiger oder beidseitiger Sog, die Helferbeziehung zu einer Liebesbeziehung umzuformen, dem nicht mehr widerstanden wird. Es ist eine Beziehungskollusion in der narzisstischen Variante: Die Grandiositätsgefühle des Helfers werden durch die Idealisierung des späteren Opfers erzeugt. Im Täter-Opfer-Retter-Dreieck reinszenieren sich inzestähnliche frühkindliche Traumata.

Es obliegt dem Professionellen, diese gegenseitige kollusive Verstrickung zu erkennen, zu bearbeiten und gegebenenfalls mit dem Klienten anzusprechen. Der Helfer braucht in so einem Fall selbst Hilfe, Unterstützung und Supervision. Er muss lernen, Grenzen zu erkennen und dem Klienten gegenüber einzuhalten. In den USA gibt es deshalb inzwischen für professionelle

Helfer ein so genanntes »Bordertraining«, das beitragen soll, die angemessene Sensibilität für Grenzen zu entwickeln. In Deutschland wächst das Problembewusstsein in den letzten Jahren ebenfalls. Eine möglicherweise bestehende Sexsucht beim Helfer wird als Ursache aber kaum in Erwägung gezogen.

Aufgaben der Medien

Unkenntnis und gesellschaftliche Verdrängung führen bei der Sexsucht, ähnlich wie beim Alkoholismus, wahrscheinlich zu einer Behandlungslatenz (Zeitspanne zwischen Ausbruch und Behandlung) von circa 20 Jahren. Deshalb ist eine breite Aufklärung mit fundierten Informationen besonders wichtig. Sie kann Betroffenen und Behandlern Kenntnisse über Diagnostik und Therapie vermitteln und Verständnis für die Krankheit wecken. Eine Aufgabe, die Medien übernehmen könnten.

Der Gesetzgeber hat in letzter Zeit vermehrt den aggressiven Vermarktungsmethoden der Sexindustrie in den Medien Einhalt geboten. Im Bereich der Kinderpornographie wurden Fahndungserfolge erzielt. Das Jugendschutzgesetz und der neue Jugendmedienschutz-Staatsvertrag versuchen, in einem rechtlichen Rahmen dem pornographischen Angebot für Jugendliche Herr zu werden. Das sind wichtige Maßnahmen zur Eindämmung, sie gleichen aber einer Sisyphus-Arbeit. Bei Telefonanbietern, im Internet oder im Digitalfernsehen kann beispielsweise nur auf deutsche Anbieter Einfluss genommen werden. Es wird also nie möglich sein, diese Dinge aus der Welt zu schaffen. Aber es ist möglich, über Gefahren und Folgen aufzuklären. Auch Sucht kann man nicht generell verhindern, aber man kann zur Vorbeugung beitragen. Je weniger Nachfrage besteht, desto geringer wird das Angebot sein.

Die Art und Weise, wie Medien genutzt werden, entscheidet über deren Sinn und Unsinn. Leider überlassen Eltern ihren Kindern oftmals vollkommen eigenständig den Zugang. Medienerziehung ist ein noch weitgehend unbekanntes Schulfach. Von den Medien geschulte und bezahlte Berater könnten in Schulen Eltern und Schüler zu einem bewussten, auswählenden Medienverhalten motivieren.

Medien erschaffen künstliche Idole, keine Vorbilder. Sie sind deshalb ein Nährboden für Minderwertigkeitsgefühle, nicht für Selbstvertrauen. Der verantwortungsvolle Umgang mit Zeitungen, Zeitschriften, Videos, DVDs und PCs könnte in Kursen eingeübt werden. »In einem Leben ständiger Reizüberflutung und nahezu grenzenloser Wahlmöglichkeiten und Bedürfnisbefriedigungen scheint die Fähigkeit der guten Wahl im Zusammenhang mit freiwilliger Selbstbeschränkung und der dazu notwendigen Selbstdisziplin eine immer wichtigere Bedeutung zu spielen. Verzicht wird zur Voraussetzung des Genusses.«[155]

Aufgaben der Familien

Weder Repression noch Obsession sind adäquate Antworten auf die Herausforderungen, die an eine gesunde Integration des Sexualtriebes gestellt werden. Kinder und Jugendliche in einer angemessenen Weise mit diesem Thema in Berührung zu bringen, ist deshalb die besondere Aufgabe naher Bezugspersonen. Nach Angaben der American Family Association wurden die meisten US-amerikanischen Kinder mit elf Jahren zum ersten Mal mit pornographischen Abbildungen konfrontiert.[156] Ältere Kinder oder Medien sind für jüngere Kinder oft die »Chefaufklärer«. Kinder und Jugendliche brauchen von Erwachsenen deshalb große Offenheit gegenüber den drängenden sexuellen Fragen. Denn nur in einer vertrauensvollen Beziehung können diese Fragen angemessen besprochen und Desinformationen vermieden werden. Der ergänzende Sexualkundeunterricht in der Schule sollte nicht nur Wissen vermitteln, sondern beziehungsbezogen den Leistungs- und Konformitätsdruck der Jugendlichen abbauen helfen und zu einem gesunden sexuellen Selbstbewusstsein beitragen. Die früher in der Prostitution tätige Alice Frohnert fasst es so zusammen: »Kinder müssen in Richtung Authentizität erzogen werden, zu richtigen Persönlichkeiten. Sie müssen zu Menschen erzogen werden, nicht zu Frauen oder Männern.«[157]

Vorbeugende Maßnahmen

Zu den vorbeugenden Maßnahmen könnten kontinuierliche Schulungsangebote für Erwachsene zum Thema Liebe, Sexualität, Partnerschaft und Elternschaft gehören. In Elternschulen könnte beispielsweise auf die Gefahren der körperlichen und emotionalen Misshandlung oder Vernachlässigung von Kindern hingewiesen und präventive Hilfe gegeben werden. Während Schul-, Ausbildungs- und Arbeitsleben komplett reglementiert sind, orientiert sich der Einzelne in Erziehungsfragen vor allem an elterlichen Modellen oder an medial vermittelten Werten. Und wenn destruktive Modelle in der eigenen Kindheit vermittelt wurden, werden diese oft unhinterfragt der nächsten Generation weitergeben. Allein Erziehende haben es besonders schwer, da sie sich in der Erziehung ihrer Kinder fast komplett selbst überlassen sind.

Es gehört zur Psychoedukation, d. h. zur Ausbildung im Erkennen von psychischen Zusammenhängen, Menschen mit den verschiedenen Risikofaktoren für eine Suchtmanifestation vertraut zu machen. Das kann dazu beitragen, auch das eigene Risiko einzuschätzen. Die so genannte Resilienzforschung beschäftigt sich umgekehrt mit der Widerstandsfähigkeit eines Menschen gegenüber einer Krankheit. Sie geht der Frage nach, wieso ein Teil der Menschen mit einer belasteten Kindheit später z. B. eine Sucht entwickelt und der andere Teil nicht. Ist das Zufall oder gibt es Schutzfaktoren, die das Risiko deutlich absenken? Protektiv gegen Sucht scheinen folgende Faktoren zu sein: Zugang zu Information und Bildung, soziale Unterstützung und gute soziale Vernetzung. Sie verbessern die Fähigkeiten, mit inneren und äußeren Stresssituationen umzugehen. Wer mit seiner Gefühlswelt zurechtkommt und seine Bedürfnisse und Interessen reflektieren und wahrnehmen kann, ist ebenfalls weniger gefährdet.[158] Diese Erkenntnisse sind für begleitende, kontinuierlich aufzubauende Suchtpräventionsprogramme z. B. bei Jugendlichen oder in Betrieben äußerst wertvoll.

Die Sehnsucht und die gerechtfertigten Rufe nach Interventions- und Hilfsprogrammen, nach staatlichem Eingreifen, angemessenen psychoedukativen bzw. psychotherapeutischen Angeboten oder nach verbesserter Ausbildung für Eltern, Lehrer oder Therapeuten können aber nicht darüber hinweg täuschen, dass letztlich dem Einzelnen die Bürde für seine Sucht auferlegt ist. Weder Staat oder Lehrer, Arzt oder Psychotherapeut noch der Partner kann sie ihm abnehmen.

Leben in Würde

Jeder Mensch wird in seinem Leben verletzt und erlebt Leid und Grenzen. Körperlichen oder seelischen Erkrankungen kann man genauso wenig aus dem Wege gehen wie Strapazen, Misserfolgen, Verlusten oder Trennungen. Sie sind untrennbar mit dem Leben verbunden und legitime Anforderungen. Hier liegt eine große Herausforderung: Die Chance zu erkennen und an ihr zu wachsen und zu reifen ist eine vornehme Aufgabe, um die eigentlichen Möglichkeiten im Leben erst voll zu erschließen. Walther H. Lechler betonte diesen Zusammenhang mit dem Satz: »Wen Gott liebt, den lässt er Alkoholiker werden.« Damit drückte er aus, dass der Mensch gerade durch eine Krankheit wie beispielsweise die Sucht eine besondere Chance bekommt, sein Leben und seine Lebensführung zu hinterfragen und zu transformieren.[159]

Viele Süchtige, die sich auf diese Herausforderung eingelassen haben und ihre Sucht überwinden konnten, sprechen deshalb auch davon, dass sie ein zweites Leben geschenkt bekommen haben. Ein neuer reflexiver Zugang zu den eigenen Lebenserfahrungen, der das Selbstbild verändern und in neue Sinnzusammenhänge stellen kann, wurde dadurch erschaffen. Somit wird eine lebenslange Aussicht zu einem »biographischen Lernen« eröffnet, aus dem immer wieder neue Ziele hervorgehen können.[160] Der so gewonnene Identitäts- und Autonomiezuwachs dient der Ablösung von der alten »Liebesbeziehung« zu den Süchten, und der Hinwendung zu einer neuen Liebe zu sich selbst, zu anderen Menschen und zu sinnstiftenden Aktivitäten. Zusammenhänge zu begreifen und angesichts der Sinnhaftigkeit der eigenen Geschichte neue Aufgaben anzunehmen, stärkt das innere Kohärenzgefühl und den Stand im Leben. Sie sind nicht nur Bestandteil eines gesunden Lebens, sondern geben jedem Leben seine Würde zurück.[161] Ähnliches beschäftigte schon die alten Griechen. Aristoteles formulierte es so: »Ich schätze den als tapferer, der sein Verlangen überwindet als jenen, der seine Feinde besiegt. Denn der schwerste Sieg ist der Sieg über sich selbst.«

Anhang

Anmerkungen

Sex als Sucht

1 Zitat im englischen Original: »Sometimes I have to believe that heaven is just a new pair of glasses« Aus: Chuck, C.: A New Pair of Glasses. Irvine/California 1984, S. 36.

2 Der Briefwechsel zwischen C. G. Jung und Bill Wilson wurde in AA Grapevine im Januar 1963 und im Januar 1968 abgedruckt. Zitiert nach Lechler, Walther H.: Alkoholismus. Eine Krankheit. Lahnstein 2003, S. 62.

3 Vgl. Poppelreuter, Stefan; Gross, Werner: Nicht nur Drogen machen süchtig. Entstehung und Behandlung von stoffungebundenen Süchten. Weinheim 2000.

4 Vgl. Schneider, Jennifer P.; Weiss, Robert: Cybersex Exposed. Simple Fantasy or Obsession? Center City/Minnesota 2001, S. 27.

5 Tölle, Rainer: Psychiatrie. 7. Aufl., Berlin 1985, S. 135.

6 Krafft-Ebing, Richard v.; Moll, Albert: Psychopathia sexualis mit besonderer Berücksichtigung der konträren Sexualempfindung. 17. Aufl., Stuttgart 1924.

7 Vgl. Matussek, Paul: Süchtige Fehlhaltungen. In: Frankl, Viktor E.; Gebsattel, V. E. v.; Schultz, J. H. (Hrsg.): Handbuch der Neurosenlehre und Psychotherapie. München 1959. Bd. 2, S. 188–212.

8 Vgl. Wildmon-White, M. Lynn; Young, J. Scott: Family-of-Origin Characteristics Among Women Married to Sexually Addicted Men. In: Sexual Addiction and Compulsivity 9/2002, S. 263.

9 Vgl. Schneider, Jennifer P.; Weiss, Robert: a.a.O., S. 10.

10 Jede Kommunikationstechnik, die neu auf den Markt kommt, dient als Medium für pornographisches Material. Waren es früher Bücher und Zeitschriften, sind heute Telefon, Fernsehen, Video und Computer dazugekommen. Zehn digitale Erotiksender können über Satellit empfangen werden. Bei »Premiere Austria«, einem österreichischen Pay-tv-Sender, sind 50 Prozent der Filmbestellungen aus dem Erotikbereich (vgl. Hankmann, Marc: Let's

talk about sex. Lust auf neue TV-Programme? In: Digitalfernsehen 2/2003, S. 16–18). Man wird auf pornographische Bilder über das neue mobile UMTS-Telefon-System nicht lange warten müssen. Dabei ist die Sexindustrie nicht nur erfolgreich, sondern auch einflussreich: Als vor Jahren verschiedene Videosysteme am Markt angeboten wurden, setzte sich das VHS-System durch, da die meisten Pornofilme auf diesem System zur Verfügung standen.

11 Vgl. Frankfurter Finance Newsletter 2002. Interview mit Otto Christian Lindemann, Vorstandsprecher der Beate Uhse AG. www.frankfurterfinance.de/archiv/2002/lindemann.htm [veröffentlicht am 30. Januar 2002].

12 Sigusch, Volkmar: Kritische Sexualwissenschaft und die Große Erzählung vom Wandel. In: Schmidt, Gunther; Strauss, Bernhard (Hrsg.): Sexualität und Spätmoderne. Über den kulturellen Wandel der Sexualität. Gießen 2002, S. 12.

13 Ebd., S. 13.

14 Vgl. Jendrosch, Thomas: Sex sells. Der neue Trend zur Lust in Wirtschaft und Gesellschaft. Darmstadt 2000, S. 78.

15 Guillebaud, Jean-Claude: Die Tyrannei der Lust. München 1999.

16 Vgl. Felzer, Peter Erik: Erektionsstörungen. Wann ist Mann ein Mann. In: Medizin Heute. Beilage des Deutschen Ärzteblatts 1/2001, S. 26–29.

17 Vgl. Pharmakotherapie. Rationale und Rationelle Pharmakotherapie in der Arztpraxis. Todesfälle durch die Einnahme von Viagra – Parlamentarische Anfrage. In: Kassenärztliche Vereinigung Hessen aktuell 34/2003, S. 51f.

18 Vgl. Kasl, Charlotte: Women, Sex and Addiction. A Search for Love and Power. New York 1989, S. 258.

19 Musste früher mit der Sexualität auch die mögliche Zeugung in Betracht gezogen werden, hat sich mit der Erfindung und Einführung der so genannten Anti-Baby-Pille in den 70er-Jahren erstmalig für eine breite Bevölkerungsgruppe die Möglichkeit ergeben, die Lust ganz von der Zeugungsfunktion zu trennen. Dank der modernen Medizin hat sich inzwischen sogar die Notwendigkeit zum Geschlechtsverkehr für den Zeugungsakt an sich durch die In-vivo oder In-vitro-Fertilisation erübrigt. Eine totale Abkoppelung der Sexualität von der Fortpflanzung findet möglicherweise in der Zukunft dann durch das so genannte »Cloning« statt.

20 Während 1966 weniger als die Hälfte der untersuchten Studentenpopulation mit 22 Jahren ihren ersten Koitus erlebte, hat die Hälfte der Studenten dies im Jahre 1981 bereits mit 19 Jahren und 1996 mit 18 Jahren erlebt. (vgl. Schmidt, Gunther; Klusmann, Dietrich; Matthiesen, Silja; Dekker, Arne: Veränderungen des Se-

xualverhaltens von Studentinnen und Studenten. 1966 – 1981 – 1996. In: Schmidt, Gunther; Strauss, Bernhard (Hrsg.): a. a. O., S. 149f.

21 Vgl. Schmidt, Gunther; Klusmann, Dietrich; Matthiesen, Silja; Dekker, Arne: a. a. O., S. 155.

22 Bei den Studentinnen war die Onanie 1966 selbst bei den 21-Jährigen nur zu ca. 40 Prozent verbreitet, während 1996 70 Prozent der Studentinnen bis 21 Jahren über Masturbationserfahrungen verfügten (vgl. Schmidt, Gunther; Klusmann, Dietrich; Matthiesen, Silja; Dekker, Arne: a. a. O., S. 164.)

23 Brüderlin, Ruth; Merli, Nina: Die Lust auf sich selbst. *Facts* 35. Zürich 2002, S. 46.

24 Ebd., S. 48.

25 Die Auflösung der Großfamilien und die hohen Ehescheidungsraten – in Deutschland wird jede dritte Ehe, in Städten jede zweite Ehe, geschieden – führen zu einer hohen Anzahl an Singles und allein Erziehenden, Restfamilien, Kleinstfamilien und Patchwork-Familien, die die fehlende Beziehungskonstanz ersetzen, aber dabei hohe Voraussetzungen an die adaptiven Fähigkeiten ihrer Mitglieder stellen.

26 Vgl. Rogge, Jens-Uwe: Medien und Süchte – eine exemplarische Bestandsaufnahme. In: Poppelreuter, Stefan; Gross, Werner: a. a. O., S. 277f.

27 Sigusch, Volkmar: Kultureller Wandel der Sexualität. In: Sigusch, Volkmar (Hrsg.): Sexuelle Störungen und ihre Behandlung. 3. Aufl., Stuttgart 2001, S. 31.

28 Ebd., S. 30.

29 Kniebe, Thomas: Heiß, heiß Baby. In: Stern Neon. 1/2003, S. 70–75.

30 Vgl. Schmidt, Gunther; Klusmann, Dietrich; Matthiesen, Silja; Dekker, Arne: a. a. O., S. 151.

31 Vgl. Fritsch, Sibylle; Wolf, Axel: Der schwierige Umgang mit der Lust. Auf der Suche nach dem richtigen Maß. In: Psychologie Heute 8/2000, S. 28.

32 Vgl. Bauman, Zygmunt: Über den postmodernen Gebrauch der Sexualität. In: Schmidt, Gunther; Strauss, Bernhard (Hrsg.): a. a. O., S. 35.

33 Miller, Alice: Du sollst nicht merken. Variationen über das Paradies-Thema. Frankfurt/M. 1983, S. 400.

34 Vgl. Roth, Kornelius: Sexsucht – Therapie und Praxis. In: Poppelreuter, Stefan; Gross, Werner: a. a. O., S. 136.

35 Das Spezifische an der weiblichen Sexsucht ist besonders gut beschrieben in: Kasl, Charlotte: a. a. O.

36 Anonyme Sexaholiker deutscher Sprache (Hrsg.): Anonyme Sexaholiker. 2. überarbeitete Auflage (nach der amerikanischen überarbeiteten Aufl. von Juli 1989), Ohne Ort 1991, S. 37.
37 Vgl. Giese, Hans: Psychopathologie der Sexualität. Stuttgart 1962, S. 446.
38 Hegener, Wolfgang: Zur Kritik der politischen Technologie. Aspekte der Disziplinargeschichte des geschlechtlichen Körpers. In: Schmidt, Gunther; Strauss, Bernhard: a.a.O., S. 85.
39 Vgl. Carnes, Patrick: Don't Call it Love. New York 1991, S.42 ff. Insbesondere durch die Zusammenarbeit mit der SAA-Selbsthilfegruppe brachte Carnes 1983 in den USA das Buch »Out of the Shadows. Understanding Sexual Addiction« heraus, das 1987 unter dem Titel »Zerstörerische Lust – Sex als Sucht« in Deutschland erschien.
40 Vgl. Schneider, Jennifer P.; Weiss, Robert: a.a.O., S. 37.
41 Vgl. Irons, Richard; Schneider, Jennifer: The Wounded Healer. Addiction Sensitive Approach to the Sexually Exploitative Professional. Northvale/New Jersey 1998, S. 13.
42 Vgl. Rogers, Henry: The Silent War. Ministering to Those Trapped in the Deception of Pornography. Green Forest/Arizona 2000, S. 138.
43 Vgl. ebd., S. 113.
44 Vgl. Was kostet Sex? www.freenet.de/freenet/finanzen/ratgeber/waskostetwas/sex.
45 Roth, Kornelius: Sexsucht – Therapie und Praxis: a.a.O., S. 134.
46 Vgl. Kasl, Charlotte: a.a.O., S. 108.
47 Rogers, Henry: a.a.O., S.187.
48 Vgl. ebd., S. 188.
49 Der Kollusionsbegriff stammt vom Schweizer Psychiater und Psychoanalytiker Jürg Willi. Willi, Jürg: Die Zweierbeziehung. Spannungsursachen, Störungsmuster, Klärungsprozesse, Lösungsmodelle. Hamburg 1975.
50 Frohnert, Alice: Männer, Gewalt, Kirche, Krebsgeschwüre. Eine morbide Gesellschaft. Interview. In: Junge Freiheit, 5. September 1997.
51 Rogers, Henry: a.a.O., S. 115 (Übersetzung von K. Roth).
52 Vgl. Bowlby, John: Bindung. Eine Analyse der Mutter-Kind-Beziehung. Frankfurt/M. 1969.
53 Vgl. Erikson, Erik: Kindheit und Gesellschaft. Stuttgart 1979.
54 Freud hat die verschiedenen psychosexuellen Phasen beschrieben, die ein Mensch parallel zur psychosozialen Entwicklung durchläuft (vgl. Freud, Sigmund: Drei Abhandlungen zur Sexualtheorie. In: Freud, Anna (Hrsg.): Freuds gesammelte Werke in 18 Bän-

den. London 1942. Bd. 5, S. 27–145.) Freud unterscheidet die orale, anale und phallische Phase in der frühen Kindheit, die nach einer Latenzphase von ca. sechs Jahren in der Pubertät in die genitale Phase mündet. In diesen Phasen erlernt der Mensch das Essen und Trinken (orale Phase), den Ausscheidungsvorgang (anale Phase) und die Beherrschung der Genitalien (phallische Phase). Freud nahm in seinen frühen Schriften einen autoerotischen Ursprung sämtlicher Süchte an. Die kindliche Masturbation bezeichnete er als die Ursucht – »die einzige große Gewohnheit, als deren Ersatz und Ablösung erst die anderen Süchte nach Alkohol, Morphium und Tabak ins Leben treten«. (vgl. Freud, Sigmund: Aus den Anfängen der Psychoanalyse. Briefe an Wilhelm Fließ. Abhandlungen und Notizen aus den Jahren 1888–1902. London 1962, S. 254.)

55 Vgl. Berner, Wolfgang; Preuss, Wilhelm: Gruppentherapie für Männer mit pädosexuellen Tendenzen. In: Gruppenpsychotherapie und Gruppendynamik. Göttingen 38/2002, S. 264.

56 Vgl. Kasl, Charlotte: a.a.O., S. 46.

57 Riemann, Fritz: Psychoanalyse der Perversion. In: Zeitschrift für Psychosomatische Medizin und Psychoanalyse 14/1968, S. 4.

58 Vgl. Carnes, Patrick; Delmonico, David; Griffin, Elizabeth: In the Shadows of the Net. Center City/Minnesota 2001, S. 93–109.

59 Carnes, Patrick; Delmonico, David; Griffin, Elizabeth: a.a.O., S. 94 (Übersetzung von K. Roth).

60 Vgl. Carnes, Patrick; Delmonico, David; Griffin, Elizabeth: a.a.O., S. 205.

61 Vgl. Birbaumer, Niels; Schmidt, Robert: Biologische Psychologie. Heidelberg 1991, S. 575.

62 Vgl. Schwarting, Rainer: Biologie der Liebe. Die Quellen der Lust. Gehirn und Geist. In: Spektrum der Wissenschaft 3/2002, S. 35.

63 Vgl. Was spüren wir, wenn uns jemand ansieht. In: P.M. Fragen & Antworten 8/2002, S. 50.

64 Vgl. Yehuda, Rachel: Die Neuroendokrinologie bei posttraumatischer Belastungsstörung im Licht neuer neuroanatomischer Befunde. In: Streeck-Fischer, A.; Sachse, U.; Özkan, I. (Hrsg.): Körper, Seele, Trauma. Biologie, Klinik und Praxis. Göttingen 2002, S. 65.

65 Vgl. Hofmann, Arne: EMDR in der Therapie psychotraumatischer Belastungssyndrome. Stuttgart, New York 1999, S. 8.

66 Vgl. Buchanan, Sandra: Adrenalin. In: The National Council on Sexual Addiction and Compulsivity 1/2003, S. 4.

67 Vgl. Poser, Wolfgang: Biologische Grundlagen und Dispositionen der Suchtentstehung. In: Berichte zur Suchtkrankenhilfe. Nieder-

sächsisches Ministerium für Frauen, Arbeit und Soziales: Qualität unter Kostendruck? Suchtbehandlung im gegenwärtigen Gesundheitssystem. XII. Nieders. Suchtkonferenz vom 21.9.2000, S. 11. www.btonline.de/info/medikamente/suchtbehandlung.

68 Ich danke Rainer Schwarting und Cornelius Pawlak, Philipps-Universtität Marburg, Psychologische Fakultät, für Anregungen und eine kritische Durchsicht dieses Kapitels.

69 Vgl. Dilling, H.; Mombour, W.; Schmidt, M.H. (Hrsg.): Internationale Klassifikation psychischer Störungen. ICD 10, Kapitel V (F). Klinisch-diagnostische Leitlinien. Weltgesundheitsorganisation. Bern 1991, S. 157.

70 Vgl. Leeners, Brigitte; Richter-Appelt, Hertha et al.: Schwangerschaft und Mutterschaft nach sexuellem Missbrauch im Kindesalter. In: Deutsches Ärzteblatt 11/2003, S. 715.

71 Vgl. Engfer, Anette: Sexueller Missbrauch. In: Oerter, R.; Montada, L. (Hrsg.): Entwicklungspsychologie. Weinheim 1998, S. 1009.

72 Vgl. Remschmidt, Helmut: Psychiatrie der Adoleszenz. Stuttgart 1992, S. 379.

73 Vgl. Fischer, Gottfried: Neue Wege aus dem Trauma. Düsseldorf, Zürich 2003, S. 26.

74 Natürlich gibt es viele weitere Bewältigungsformen dieser Art. Manche ziehen sich nach einem Trauma vielleicht von der Sexualität mit anderen zurück, aber behalten ein zwanghaftes Onanieverhalten bei. Oder andere leben jahrelang ohne Beziehung oder Sexualität und erleben ihre Sexualität erst dann wieder ausufernd und süchtig, wenn sie eine Beziehung eingegangen sind. Viele weitere Varianten kommen vor. Zum Abschluss noch ein Hinweis auf die vollkommen unterschiedlichen gesellschaftlichen Folgen, die mit den verschiedenen Trauma-Verarbeitungsformen verbunden sind. Eine sexuell traumatisierte Frau z. B. kann sich für einen sexuellen Rückzug entscheiden und in der Berufung zur Nonne einen gesellschaftlich geachteten Platz finden, der sie weitgehend vor sexuellen Angeboten schützt. Oder eine Frau konfrontiert sich in der Verarbeitungsform der Überbesetzung der sexuellen Sphäre als Sexarbeiterin in süchtiger Weise oder co-süchtiger Weise mit ihrer sexuellen Verwundung. Nonnen verschwinden hinter Klostermauern und Huren im Bordell. Beides sind Rückzüge, aber mit vollkommen unterschiedlichen Konsequenzen für die Betroffenen.

75 Vgl. Beck, Dieter: Krankheit als Selbstheilung. Wie körperliche Krankheiten ein Versuch zur seelischen Heilung sein können. Frankfurt/M. 1981, S. 11.

76 Walther H. Lechler in einem persönlichen Gespräch mit dem Autor.
77 Vgl. Kasl, Charlotte: a.a.O., S. 21–24.
78 Vgl. Roth, Kornelius: Sexuelle Süchtigkeit bei Alkoholmissbrauch und -abhängigkeit. In: Der Nervenarzt 63/1992, S. 157.
79 Vgl. Schneider, Jennifer P.: How to Recognize the Signs of Sexual Addiction. In: Postgraduate Medicine 90/1991, S. 178.
80 Vgl. Kafka, M. P.: Compulsive Sexual Behavior Characteristics (letter). In: Journal of Clinical Psychiatry 154/1997, S. 1632.
81 Vgl. Washton, A.M.: Cocaine May Trigger Sexual Compulsivity. In: US Journal of Drug and Alcohol Dependance 13/1989, S. 8.
82 Vgl. Freud, Sigmund: Aus den Anfängen der Psychoanalyse: a.a.O.
83 Vgl. Goodman, Aviel: Sexual Addiction. An Integrated Approach. Madison/Connecticut 1998, S. 158 ff.

Wege aus der Sucht

84 Vgl. Kasl, Charlotte: a.a.O., S. 146.
85 Vgl. Carnes, Patrick: Sexual Anorexia. Overcoming Sexual Self-Hatred. Center City/Minnesota 1997, S. 123.
86 Vgl. Falk, Uta: VEB Bordell. Geschichte der Prostitution in der DDR. Berlin 1998, S. 117.
87 Vgl. Schneider, Jennifer P.; Weiss, Robert: a. a.O., S. 191–195.
88 In den USA besteht ein Kulturkreis mit anderen, zumeist restriktiveren gesetzlichen Regelungen Sexualität betreffend. So ist beispielsweise Sexualität mit Jugendlichen unter 18 Jahren verboten. In manchen Bundesstaaten ist jegliche Prostitution illegal, und man kann für einen Prostituiertenkontakt verhaftet werden.
89 Der Test wurde entwickelt von Robert Weiss und Patrick Carnes (übersetzt von K. Roth). www. sexhelp.com/sast.cfm.
90 Der Test wurde entwickelt von Patrick Carnes und Sharon O'Hara (übersetzt von K. Roth).
91 Grundner; Tom: The Skinner Box Effect. Sexual Addiction and Online Pornography. San Jose, New York, Lincoln, Shanghai 2000, S. 19.
92 Vgl. Anonyme Sex- und Liebessüchtige (SLAA) (Hrsg.): Entzug: Tor zur Freiheit, Hoffnung und Freude. Faltblatt. Ohne Ort und Jahr.
93 Vgl. Marlatt, G. Alan; George, Judith R.: Relapse Prevention: Maintenance Strategies in the Treatment of Addictive Behaviors. New York 1984. In: Carnes, Patrick; Delmonico, David; Griffin, Elizabeth: a.a.O., S. 167.

94 Vgl. Broocks, Andreas: Körperliche Aktivität in der Therapie psychischer Erkrankungen: Ausdauersport – Training für die Seele. In: Neurotransmitter 10/2002, S. 68 f.

95 Auch andere, am Hirnstoffwechsel beteiligte Hormone scheinen eine Rolle zu spielen. Die angstmindernde Wirkung kommt wohl auch durch eine veränderte Empfindlichkeit der Serotoninrezeptoren im Gehirn zustande. Vgl. Broocks, Andreas: a. a. O., S. 68.

96 Vgl. Bradshaw, John: Das Kind in uns. Wie finde ich zu mir selbst. München 1994.

97 Vgl. Heigl-Evers, Anneliese; Heigl, Franz: Was ist tiefenpsychologisch fundierte Psychotherapie? In: Freedman, A. M.; Kaplan, H. I.; Sadock, B. J.; Peters, U. H.: Psychiatrie in Praxis und Klinik. Stuttgart, New York 1988. Bd. 3, S. 556.

98 Eine Vielzahl dieser Stabilisierungsübungen werden wiedergegeben in: Reddemann, Luise: Imagination als heilsame Kraft. Stuttgart 2001. – Siehe auch: Fischer, Gottfried: Neue Wege aus dem Trauma: a. a. O.

99 Vgl. Lamprecht, Friedhelm: Praxis der Traumatherapie. Was kann EMDR leisten? Stuttgart 2000, S. 89 f.

100 Vgl. Chopich, Erika; Paul, Margaret: Aussöhnung mit dem inneren Kind. Freiburg i. Br. 1996.

101 Vgl. Kasl, Charlotte: a. a. O., S. 112.

102 Mentzos, Stavros: Neurotische Konfliktverarbeitung. Einführung in die psychoanalytische Neurosenlehre unter Berücksichtigung neuer Perspektiven. Frankfurt/M. 1991, S. 292.

103 Im deutschsprachigen Raum hat Michael Lukas Moeller mit seinen Büchern viel für die heutige Anerkennung dieser Gruppen getan.

104 Zocker, Horst: betrifft: Anonyme Alkoholiker. Selbsthilfe gegen die Sucht. München 1997, S. 20.

105 Nach der großen sexuellen Liberalisierungsphase in den 70er Jahren entstand bei Betroffenen die Erkenntnis, dass ihr exzessives Sexualverhalten nicht nur eine hohe Triebstärke, sondern möglicherweise auch Suchtcharakter anzeigt. Sie erlebten ihr Sexleben als zwanghaft und spürten, dass sie die Kontrolle darüber verloren hatten. 1974 erschien im amerikanischen Time Magazine ein Artikel über »The new alcoholisms«: Sucht, so hieß es, müsse nicht stoffgebunden sein wie beim Alkoholismus, sondern es sei auch möglich, dass sich bestimmte Bereiche des Lebens suchtartig entwickelten. Roy K. besuchte daraufhin als Nicht-Alkoholiker die Treffen der Selbsthilfegruppe der »Anonymen Alkoholiker«, um herauszufinden, ob er vielleicht nach Sex süchtig sei. 1979 gründete er in Kalifornien die Selbsthilfegruppe der »Sexaholics Ano-

nymous«, die als »Anonyme Sexaholiker« (AS) in Deutschland seit 1983 besteht. Einige Jahre zuvor entdeckte Rich, ein bei den »Anonymen Alkoholikern« trocken gewordener Mann, die Süchtigkeit seines sexuellen Verhaltens und traf sich 1976 erstmals mit anderen Betroffenen. Dies war die Geburtsstunde der »Sex and Love Addicts Anonymous« (SLAA), die seit 1984 Jahre in Deutschland als Selbsthilfegruppe besteht. 1978 wurde in Minneapolis die Gruppe der »Sex Addicts Anonymous« (SAA) gegründet. All diese Selbsthilfegruppen übertrugen das Abstinenzkonzept vom Alkohol auf die Sexualität: Sie wollten lernen, von ihrem sexuell zerstörerischen Handeln abstinent zu werden.

106 Das funktioniert leider nicht immer: Dem bekannten Model Naomi Campbell wurde beim Verlassen eines Meetings der Narcotics Anonymous (NA) von Fotoreportern aufgelauert. Unsere Mediengesellschaft hat da einen Grad der Pervertierung erreicht, der aller Aufklärung zum Trotz die Doppelbödigkeit der Moral und die immer noch bestehende Stigmatisierung von Suchtkranken belegt.

107 Bly, Robert: Eisenhans. Ein Buch über Männer. München 1991, S. 126.

108 Die Anonymen Sexsüchtigen sprechen im ersten Schritt von »Lüsternheit«, die Sex- und Liebessüchtigen (SLAA) von »Sex- und Liebessucht«. Nachzulesen in: Anonyme Sexaholiker deutscher Sprache (Hrsg.): a. a. O., bzw. Sex and Love Addicts Anonymous (SLAA): The Basic Text for the Augustine Fellowship Sex and Love Addicts Anonymous. Boston 1986. Deutsche Übersetzung: Anonyme Sex- und Liebessüchtige. Wiesbaden 1997.

109 Anonyme Alkoholiker. Zwölf Schritte und Zwölf Traditionen. 2. überarb. Aufl (nach der 17. amerikanischen Aufl. von 1978), Ohne Ort 1980, S. 46.

110 Ebd., S. 6.

111 Ebd.

112 Analoge Untersuchung bei Alkoholikern im Kernspintomographen, die am Zentralinstitut für Seelische Gesundheit in Mannheim durchgeführt wurden. Vgl. Braus D. F.; Wrase, J.; Grusser S. et al.: Alcohol-Associated Stimuli Activate the Ventral Striatum in Abstinent Alcoholics. In: Journal of Neural-Transmission, 108/2001, S. 887–894.

113 Vgl. Mackay, P. W.; Marlatt, G. Alan: Maintaining sobriety: Stopping is Starting. In: The International Journal of the Addictions 25/1990, S. 1261.

114 Kurtz, Ernest; Ketcham, Katherine: Die Spiritualität der Unvollkommenheit. In unseren Wunden wartet die Heilung. Freiburg i. Br. 1998.

115 Kurtz, Ernest; Ketcham, Katherine: a.a.O., S. 12.

116 Der Ausdruck stammt von dem deutschen Theologen Heinrich Spaemann.

117 Lechler, Walther H.: Alkoholismus: a.a.O., S. 62.

118 Vgl. Pschyrembel: Wörterbuch Sexualität. Bearbeitet von S. Dressler und Ch. Zink. Berlin, New York 2003, S. 308.

119 Anonymous: The Middle Ground. In: The AA Grapevine. 9/2002.

120 Vgl. Schneider, Jennifer P.; Schneider, B.H.: Marital Satisfaction During Recovery from Self-identified Sexual Addiction Among Bisexual Men and Their Wives. In: Journal of Sex & Marital Therapy 16/1990, S. 247.

Cybersex und sexuelle Süchtigkeit: Wege und Auswege

121 Vgl. Grundner, Tom: a.a.O., S. 23.

122 Vgl. Schneider, Jennifer P.; Weiss, Robert: a.a.O., S. 7.

123 Schetsche, Michael: Pornographie im Internet. Phänomenologie und Phantomatik. In: Schmidt, Gunther; Strauss, Bernhard (Hrsg.): a.a.O., S.184.

124 Vgl. Pschyrembel: a.a.O., Stichwort: Cybersex.

125 Vgl. Schneider, Jennifer P.; Weiss, Robert: a.a.O., S. 13–16.

126 Vgl. Schneider, Jennifer P.; Weiss, Robert: a.a.O., S. 9f.

127 Die Zahlen beziehen sich auf eine Untersuchung von Schneider, die zitiert wird bei Carnes, Patrick; Delmonico, David; Griffin, Elizabeth: a.a.O., S. 182.

128 Vgl. Schneider, Jennifer P.; Weiss, Robert: a.a.O., S. 39.

129 Vgl. Carnes, Patrick; Delmonico, David; Griffin, Elizabeth: a.a.O., S. 37.

130 Vgl. ebd., S. 181.

131 Vgl. ebd., S. 204.

132 Putnam, Dana E.: Online Sexual Addiction Questionaire. 1997. http://onlinesexaddict.com/osaq.html (übersetzt von K. Roth).

133 Vgl. Delmonico, David; Griffin, Elizabeth; Carnes, Patrick: Treating Online Compulsive Sexual Behaviour. In: Cooper, Al (Hrsg.): Sex and the Internet. New York 2002, S. 157.

134 Vgl. Grundner, Tom: a.a.O., S. 58.

135 Vgl. Schneider, Jennifer P.; Weiss, Robert: a.a.O. S. 119f.

136 Vgl. Carnes, Patrick; Delmonico, David; Griffin, Elizabeth: a.a.O., S. 62.

Sexuelle Co-Abhängigkeit

137 Vgl. Schaef, Anne Wilson: Co-Abhängigkeit. Die Sucht hinter der Sucht. München 2002, S. 55 ff.
138 Vgl. Kasl, Charlotte: a. a. O., S. 56.
139 Vgl. ebd., S. 166.
140 Vgl. Schneider, Jennifer P.; Weiss, Robert: a. a. O., S. 132.
141 Vgl. Kasl, Charlotte: a. a. O., S. 154 ff.
142 Selbsthilfegruppe für Angehörige von Sexsüchtigen (S-Anon). Faltblatt. Ohne Ort 2001.
143 Vgl. Carnes, Patrick; Delmonico, David; Griffin, Elizabeth: a. a. O., S. 194 ff.

Gesellschaftlicher Ausblick

144 Vgl. Pschyrembel: a. a. O., Stichwort: Geschlechtsverkehr.
145 Rotter, Ekkehart; Rotter, Gernot: Venus-Maria-Fatima. Wie die Lust zum Teufel ging. Zürich 1996.
146 Vgl. Ranke-Heinemann, Uta: Eunuchen für das Himmelreich. Katholische Kirche und Sexualität. Hamburg 1988.
147 Kasl, Charlotte: a. a. O., S. 11 (Übersetzung durch K. Roth.)
148 Zahlen aus: Wienberg, Günther: Innovative Entwicklung in der Versorgung von Menschen mit Alkoholproblemen – auf dem Weg zur vergessenen Mehrheit. Vortrag der 6. Tübinger Suchttherapietage »Suchttherapie zwischen den Disziplinen«, 25.–27. 9. 2002.
149 Vgl. www.politikforum.de/forum/archive/13/2001/06/1/8123.
150 Frohnert, Alice: a. a. O.
151 Auskunft in einem persönlichen Gespräch.
152 Vgl. § 174 c StGB.
153 Vgl. Irons, Richard; Schneider, Jennifer: a. a. O., S. 13.
154 Vgl. ebd., S. 21.
155 Opp, Günther: Das Konzept der Schutz- und Risikofaktoren als integrative Perspektive auf die Biographien und Lebenswelten von Suchtklienten. In: Walter-Hamann, Renate (Hrsg.): Frühe Schädigung – spätere Sucht? Freiburg i. Br. 2002, S. 17.
156 Vgl. Rogers, Henry: a. a. O., S. 223.
157 Frohnert, Alice: a. a. O.
158 Vgl. Uchtenhagen, Ambros: Forschungsbefunde und Forschungsperspektiven zu Risiko- und Schutzfaktoren. In: Walter-Hamann, Renate (Hrsg.): a. a. O., S. 71.
159 Vgl. Lechler, Walther H.: Nicht die Droge ist's. Wir sind alle süchtig. Oberursel 1998.
160 Vgl. Opp, Günther: a. a. O., S. 27.
161 Vgl. Antonovsky, Aaron: Salutogenese. Zur Entmystifizierung der Gesundheit. Tübingen 1997.

Literatur

Anonyme Alkoholiker. Zwölf Schritte und Zwölf Traditionen. 2. überarb. Aufl. (nach der 17. amerikanischen Auflage von 1978). Ohne Ort 1980.

Anonyme Sexaholiker deutscher Sprache (Hrsg.): Anonyme Sexaholiker. 2. überarb. Aufl. (nach der amerikanischen überarb. Aufl. von Juli 1989). Ohne Ort 1991.

Anonyme Sex- und Liebessüchtige (SLAA) (Hrsg.): Entzug: Tor zur Freiheit, Hoffnung und Freude. Faltblatt. Ohne Ort und Jahr.

Anonymous: The Middle Ground. In: The AA Grapevine. 9/2002.

Antonovsky, Aaron: Salutogenese. Zur Entmystifizierung der Gesundheit. Tübingen 1997.

Bauman, Zygmunt: Über den postmodernen Gebrauch der Sexualität. In: Schmidt, Gunther; Strauss, Bernhard (Hrsg.): Sexualität und Spätmoderne. Über den kulturellen Wandel der Sexualität. Gießen 2002, S. 29–54.

Beck, Dieter: Krankheit als Selbstheilung. Wie körperliche Krankheiten ein Versuch zur seelischen Heilung sein können. Frankfurt/M. 1981.

Berner, Wolfgang; Preuss, Wilhelm: Gruppentherapie für Männer mit pädosexuellen Tendenzen. In: Gruppenpsychotherapie und Gruppendynamik, 38/2002, S. 255–280.

Birbaumer, Niels; Schmidt, Robert: Biologische Psychologie. Heidelberg 1991.

Bly, Robert: Eisenhans. Ein Buch über Männer. München 1991.

Bowlby, John: Bindung. Eine Analyse der Mutter-Kind-Beziehung. Frankfurt/M. 1969.

Bradshaw, John: Das Kind in uns. Wie finde ich zu mir selbst. München 1994.

Braus D. F.; Wrase, J.; Grusser S. et al.: Alcohol-associated Stimuli Activate the Ventral Striatum in Abstinent Alcoholics. In: Journal of Neural-Transmission, 108/2001, S. 887–894.

Broocks, Andreas: Körperliche Aktivität in der Therapie psychischer Erkrankungen: Ausdauersport – Training für die Seele. In: Neurotransmitter, 10/2002, S. 68 f.

Brüderlin, Ruth; Merli, Nina: Die Lust auf sich selbst. In: Facts 35/2002, S. 45–49.

Buchanan, Sandra: Adrenalin. In: The National Council on Sexual Addiction and Compulsivity News. 1/2003, S. 4.

Carnes, Patrick: Zerstörerische Lust. Sex als Sucht. München 1987.

Carnes Patrick: Don't Call it Love. New York 1991.

Carnes, Patrick: Sexual Anorexia. Overcoming Sexual Self-Hatred. Center City/Minnesota 1997.

Carnes, Patrick; Delmonico, David; Griffin, Elizabeth: In the Shadows of the Net. Center City/Minnesota 2001.

Chopich, Erika; Paul, Margaret: Aussöhnung mit dem inneren Kind. Freiburg i.Br. 1996.

Chuck, C.: A New Pair of Glasses. Irvine/California 1984.

Cooper, Al (Hrsg.): Sex and the Internet: A Guidebook for Clinicians. New York 2002.

Delmonico, David; Griffin, Elizabeth; Carnes, Patrick: Treating Online Compulsive Sexual Behaviour. In: Cooper, Al (Hrsg.): Sex and the Internet. New York 2002, S. 147–167.

Deutsche Hauptstelle gegen die Suchtgefahren (Hrsg.): Jahrbuch Sucht. Geesthacht 2003.

Dilling, H.; Mombour, W.; Schmidt, M.H. (Hrsg.): Internationale Klassifikation psychischer Störungen. ICD 10, Kapitel V (F). Klinisch-diagnostische Leitlinien. Weltgesundheitsorganisation. Bern 1991.

Engfer, Anette: Sexueller Missbrauch. In: Oerter, R.; Montada, L. (Hrsg.): Entwicklungspsychologie. Weinheim 1998, S. 1006–1015.

Erikson, Erik: Kindheit und Gesellschaft. Stuttgart 1979.

Falk, Uta: VEB Bordell. Geschichte der Prostitution in der DDR. Berlin 1998.

Felzer, Peter-Erik: Erektionsstörungen. Wann ist Mann ein Mann. Medizin Heute. Beilage des Deutschen Ärzteblatts, 1/2001, S. 26–29.

Fischer, Gottfried: Neue Wege aus dem Trauma. Düsseldorf, Zürich 2003.

Frankfurter Finance Newsletter 2002. Interview mit Otto Christian Lindemann, Vorstandsprecher der Beate Uhse AG. www.Frankfurterfinace.de/archiv/2002/lindemann.htm [veröffentlicht am 30. Januar 2002].

Frankl, Viktor E.; Gebsattel, V.E. v.; Schultz, J.H. (Hrsg.): Handbuch der Neurosenlehre und Psychotherapie. München 1959.

Freedman, A.M.; Kaplan, H.I.; Sadock, B.J.; Peters, U.H.: Psychiatrie in Praxis und Klinik. Stuttgart, New York 1988.

Freud, Sigmund: Aus den Anfängen der Psychoanalyse. Briefe an Wilhelm Fließ. Abhandlungen und Notizen aus den Jahren 1888–1902. London 1962.

Freud, Sigmund: Drei Abhandlungen zur Sexualtheorie. In: Freud, Anna (Hrsg.): Freuds gesammelte Werke in 18 Bänden. Bd. 5, S. 27–145. London 1942.

Fritsch, Sibylle; Wolf, Axel: Der schwierige Umgang mit der Lust. Auf der Suche nach dem richtigen Maß. In: Psychologie Heute. 8/2000, S. 20–29.

Frohnert, Alice: Männer, Gewalt, Kirche, Krebsgeschwüre. Eine morbide Gesellschaft. Interview. In: Junge Freiheit, 5. September 1997.

Giese, Hans: Psychopathologie der Sexualität. Stuttgart 1962.

Goodman, Aviel: Sexual Addiction. An Integrated Approach. Madison/Connecticut 1998.

Grundner, Tom: The Skinner Box Effect. Sexual Addiction and Online Pornography. San Jose, New York, Lincoln, Shanghai 2000.

Guillebaud, Jean-Claude: Die Tyrannei der Lust. München 1999.

Hankmann, Marc: Let's Talk About Sex. Lust auf neue TV-Programme? In: Digitalfernsehen 2/2003, S. 16–18.

Hegener, Wolfgang: Zur Kritik der politischen Technologie. Aspekte der Disziplinargeschichte des geschlechtlichen Körpers. In: Schmidt, Gunther; Strauss, Bernhard: Sexualität und Spätmoderne. Über den kulturellen Wandel der Sexualität. Gießen 2002, S. 71–89.

Heigl-Evers, Anneliese; Heigl, Franz: Was ist tiefenpsychologisch fundierte Psychotherapie? In: Freedman, A.M.; Kaplan, H.I.; Sadock, B.J.; Peters, U.H.: Psychiatrie in Praxis und Klinik. Stuttgart, New York 1988. Bd. 3, S. 551–557.

Hofmann, Arne: EMDR in der Therapie psychotraumatischer Belastungssyndrome. Stuttgart, New York 1999.

Irons, Richard; Schneider, Jennifer: The Wounded Healer. Addiction Sensitive Approach to the Sexually Exploitative Professional. Northvale/New Jersey 1998.

Jendrosch, Thomas: Sex Sells. Der neue Trend zur Lust in Wirtschaft und Gesellschaft. Darmstadt 2000.

Kafka, M.P.: Compulsive Sexual Behavior Characteristics (letter). In: Journal of Clinical Psychiatry, 154/1997, S. 1632.

Kasl, Charlotte: Women, Sex and Addiction. A Search for Love and Power. New York 1989.

Kniebe, Thomas: Heiß, heiß Baby. In: Stern Neon. Hamburg 1/2003, S. 70–75.

Krafft-Ebing, Richard v.; Moll, Albert: Psychopathia sexualis mit besonderer Berücksichtigung der konträren Sexualempfindung. 17. Aufl., Stuttgart 1924.

Kurtz, Ernest; Ketcham, Katherine: Die Spiritualität der Unvollkommenheit. In unseren Wunden wartet die Heilung. Freiburg i.Br. 1998.

Lamprecht, Friedhelm: Praxis der Traumatherapie. Was kann EMDR leisten? Stuttgart 2000.

Lechler, Walther H.: Nicht die Droge ist's. Wir sind alle süchtig. Oberursel 1998.

Lechler, Walther H.: Alkoholismus. Eine Krankheit. Lahnstein 2003.

Leeners, Brigitte; Richter-Appelt, Hertha et al.: Schwangerschaft und Mutterschaft nach sexuellem Missbrauch im Kindesalter. In: Deutsches Ärzteblatt. 11/2003, S. 715–719.
Mackay, P.W.; Marlatt,G. Alan: Maintaining sobriety: Stopping is Starting. In: The International Journal of the Addictions, 25/1990, S. 1257–1276.
Marlatt, G. Alan; George, Judith R.: Relapse Prevention: Maintenance Strategies in the Treatment of Addictive Behaviors. New York 1984.
Matussek, Paul: Süchtige Fehlhaltungen. In: Frankl, Viktor E.; Gebsattel, V.E. v.; Schultz, J.H. (Hrsg.): Handbuch der Neurosenlehre und Psychotherapie. München 1959. Bd. 2, S. 188–212.
Mentzos, Stavros: Neurotische Konfliktverarbeitung. Einführung in die psychoanalytische Neurosenlehre unter Berücksichtigung neuer Perspektiven. Frankfurt/M. 1991.
Miller, Alice: Du sollst nicht merken. Variationen über das Paradies-Thema. Frankfurt/M. 1983.
Oerter, R.; Montada, L. (Hrsg.): Entwicklungspsychologie. Weinheim 1998.
Opp, Günther: Das Konzept der Schutz- und Risikofaktoren als integrative Perspektive auf die Biographien und Lebenswelten von Suchtklienten. In: Walter-Hamann, R. (Hrsg.): Frühe Schädigung – spätere Sucht? Freiburg i.Br. 2002, S. 15–32.
Pharmakotherapie. Rationale und Rationelle Pharmakotherapie in der Arztpraxis. Todesfälle durch die Einnahme von Viagra – Parlamentarische Anfrage. In: Kassenärztliche Vereinigung Hessen aktuell 34/2003, S. 51f.
Poppelreuter, Stefan; Gross, Werner: Nicht nur Drogen machen süchtig. Entstehung und Behandlung von stoffungebundenen Süchten. Weinheim 2000.
Poser, Wolfgang: Biologische Grundlagen und Dispositionen der Suchtentstehung. In: Berichte zur Suchtkrankenhilfe. Niedersächsisches Ministerium für Frauen, Arbeit und Soziales: Qualität unter Kostendruck? Suchtbehandlung im gegenwärtigen Gesundheitssystem. XII. Niedersächsische Suchtkonferenz vom 21. September 2000. S.10–16. www.btonline.de/info/medikamente/suchtbehandlung.
Pschyrembel: Wörterbuch Sexualität. Bearbeitet von S. Dressler und Ch. Zink. Berlin, New York 2003.
Putnam, Dana E.: Online Sexual Addiction Questionaire. 1997. http://onlinesexaddict.com/osaq.html.
Ranke-Heinemann, Uta: Eunuchen für das Himmelreich. Katholische Kirche und Sexualität. Hamburg 1988.
Reddemann, Luise: Imagination als heilsame Kraft. Stuttgart 2001.
Remschmidt, Helmut: Psychiatrie der Adoleszenz. Stuttgart 1992.

Riemann, Fritz: Psychoanalyse der Perversion. In: Zeitschrift für Psychosomatische Medizin und Psychoanalyse 14/1968, S. 3–15.
Rogers, Henry: The Silent War. Ministering to Those Trapped in the Deception of Pornography. Green Forest/Arizona 2000.
Rogge, Jens-Uwe: Medien und Süchte – eine exemplarische Bestandsaufnahme. In: Poppelreuter, Stefan; Gross, Werner: Nicht nur Drogen machen süchtig. Entstehung und Behandlung von stoffungebundenen Süchten. Weinheim 2000, S. 233–256.
Roth, Kornelius: Sexuelle Süchtigkeit bei Alkoholmissbrauch und -abhängigkeit. In: Der Nervenarzt 63/1992, S. 157–162.
Roth, Kornelius: Sexsucht – Therapie und Praxis. In: Poppelreuter, Stefan; Gross, Werner: Nicht nur Drogen machen süchtig. Entstehung und Behandlung von stoffungebundenen Süchten. Weinheim 2000, S. 127–146.
Rotter, Ekkehart; Rotter, Gernot: Venus-Maria-Fatima. Wie die Lust zum Teufel ging. Zürich 1996.
Schaef, Anne Wilson: Co-Abhängigkeit. Die Sucht hinter der Sucht. München 2002.
Schetsche, Michael: Pornographie im Internet. Phänomenologie und Phantomatik. In: Schmidt, Gunther; Strauss, Bernhard (Hrsg.): Sexualität und Spätmoderne. Über den kulturellen Wandel der Sexualität. Gießen 2002. S.169–190.
Schmidt, Gunther; Strauss, Bernhard (Hrsg.): Sexualität und Spätmoderne. Über den kulturellen Wandel der Sexualität. Gießen 2002.
Schmidt, Gunther; Klusmann, Dietrich; Matthiesen, Silja; Dekker, Arne: Veränderungen des Sexualverhaltens von Studentinnen und Studenten. 1966 – 1981 – 1996. In: Schmidt, Gunther; Strauss, Bernhard (Hrsg.): Sexualität und Spätmoderne. Über den kulturellen Wandel der Sexualität. Gießen 2002, S. 145–168.
Schneider, Jennifer P.: How to Recognize the Signs of Sexual Addiction. In: Postgraduate Medicine 90/1991, S. 171–182.
Schneider, Jennifer P.; Schneider, B. H.: Marital Satisfaction During Recovery from Self-identified Sexual Addiction Among Bisexual Men and Their Wives. In: Journal of Sex & Marital Therapy 16/1990, S. 230–250.
Schneider, Jennifer P.; Weiss, Robert: Cybersex Exposed. Simple Fantasy or Obsession? Center City/Minnesota 2001.
Schwarting, Rainer: Biologie der Liebe. Die Quellen der Lust. Gehirn und Geist. In: Spektrum der Wissenschaft 3/2002, S. 30–36.
Selbsthilfegruppe für Angehörige von Sexsüchtigen (S-Anon). Faltblatt. Ohne Ort 2001.
Sex and Love Addicts Anonymous (SLAA): The Basic Text for the Augustine Fellowship Sex and Love Addicts Anonymous. Boston 1986.

Deutsche Übersetzung: Anonyme Sex- und Liebessüchtige. Wiesbaden 1997.
Sigusch, Volkmar: Kritische Sexualwissenschaft und die Große Erzählung vom Wandel. In: Schmidt, Gunther; Strauss, Bernhard (Hrsg.): Sexualität und Spätmoderne. Über den kulturellen Wandel der Sexualität. Gießen 2002, S. 11–28.
Sigusch, Volkmar: Kultureller Wandel der Sexualität. In: Sigusch, Volkmar (Hrsg.): Sexuelle Störungen und ihre Behandlung. 3. Aufl., Stuttgart 2001, S. 16–52.
Sigusch, Volkmar (Hrsg.): Sexuelle Störungen und ihre Behandlung. 3. Aufl., Stuttgart 2001.
Streeck-Fischer, A.; Sachse, U.; Özkan, I. (Hrsg.): Körper, Seele, Trauma. Biologie, Klinik und Praxis. Göttingen 2002.
Tölle, Rainer: Psychiatrie. 7. Aufl., Berlin 1985.
Uchtenhagen, Ambros: Forschungsbefunde und Forschungsperspektiven zu Risiko- und Schutzfaktoren. In: Walter-Hamann, Renate (Hrsg.): Frühe Schädigung – späte Sucht? Freiburg i. Br. 2002, S.68–75.
Walter-Hamann, Renate (Hrsg.): Frühe Schädigung – späte Sucht? Freiburg i. Br. 2002.
Was spüren wir, wenn uns jemand ansieht. In: P. M. Fragen & Antworten 8/2002, S. 50.
Washton, A. M.: Cocaine May Trigger Sexual Compulsivity. In: US Journal of Drug and Alcohol Dependance 6/1989, S. 8.
Was kostet Sex? www.freenet.de/freenet/finanzen/ratgeber/waskostetwas/sex.
Wienberg, Günther: Innovative Entwicklung in der Versorgung von Menschen mit Alkoholproblemen – auf dem Weg zur vergessenen Mehrheit. Vortrag der 6. Tübinger Suchttherapietage »Suchttherapie zwischen den Disziplinen« vom 25.–27. September 2002.
Wildmon-White, M. Lynn; Young, J. Scott: Family-of-origin Characteristics Among Women Married to Sexually Addicted Men. In: Sexual Addiction and Compulsivity 9/2002, S. 263–273.
Willi, Jürg: Die Zweierbeziehung. Spannungsursachen, Störungsmuster, Klärungsprozesse, Lösungsmodelle. Hamburg 1975.
Yehuda, Rachel: Die Neuroendokrinologie bei posttraumatischer Belastungsstörung im Licht neuer neuroanatomischer Befunde. In: Streeck-Fischer, A.; Sachse, U.; Özkan, I. (Hrsg.): Körper, Seele, Trauma. Biologie, Klinik und Praxis. Göttingen 2002, S.43–71.
Zocker, Horst: betrifft: Anonyme Alkoholiker. Selbsthilfe gegen die Sucht. München 1997.

Hilfreiche Adressen

Selbsthilfegruppen für Sexsüchtige gibt es in über 40 Städten in Deutschland sowie in verschiedenen Städten in Österreich und der Schweiz.

Anonyme Sexaholiker (AS)
Postfach 1262
76002 Karlsruhe
Tel.: (0175) 792 51 13
E-Mail: deutsch@sa.org
Website: www.sa.org

Sex and Love Addicts Anonymous (SLAA)
Dienstbüro
Postfach 1352
65003 Wiesbaden
Tel. und Fax: (0700) 75 22 75 22
E-Mail: slaa-dienstbuero@gmx.de
Websites: www.slaafws.org (engl.); www.slaa.de (dtsch.)

Sex-Addicts-Anonymous (SAA)
c/o Himmelfahrtskirche
Kidlerstr. 15
81371 München

Selbsthilfegruppen für Angehörige von Sexsüchtigen/ S-ANON (Angehörigengruppe der Anonymen Sexaholiker)

S-ANON Deutschland
Postfach 11 05 45
28085 Bremen

S-ANON Österreich
St. Paulsgasse 1
A-3500 Krems/Donau
Österreich
Tel.: (0049) 0175-6840010

S-ANON Schweiz
Postfach 863
CH-8501 Frauenfeld
Schweiz

Co-Sexaddicts-Anonymous (COSA)
c/o Himmelfahrtskirche
Kidlerstr. 15
81371 München

Selbsthilfegruppe für Online-Süchtige

Hilfe zur Selbsthilfe für Online-Süchtige (HSOEV)
www.onlinesucht.de

Traumatherapie-Links:

www.psychotraumatologie.de
www.emdr-therapie.de

Angaben zum Autor

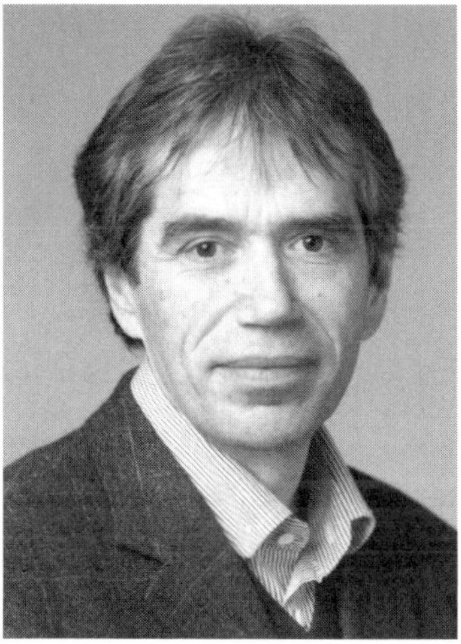

Foto Studio Becker

KORNELIUS ROTH
Jahrgang 1952, Dr. med., verheiratet, zwei erwachsene Kinder; ist als Psychiater, Psychosomatiker und Psychotherapeut mit sucht- und traumatherapeutischem Schwerpunkt in eigener Praxis tätig. Als Arzt ist er seit Jahren mit dem Thema Sexsucht vertraut und hat verschiedentlich – auch wissenschaftlich – dazu veröffentlicht. Dr. Roth ist neben anderem auch Mitglied der amerikanischen Fachgesellschaft für Sexsucht und zwanghaftes Sexualverhalten (National Council on Sexual Addiction and Compulsivity).